中文翻译版

微创神经外科机器人技术

Introduction to Robotics in Minimally Invasive Neurosurgery

主编　〔伊拉克〕穆罕默德・马恩・萨利希（Mohammed Maan Al-Salihi）

　　　〔美国〕R. 谢恩・塔布斯（R. Shane Tubbs）

　　　〔卡塔尔〕阿里・阿亚德（Ali Ayyad）

　　　〔日本〕后藤哲哉（Tetsuya Goto）

　　　〔德国〕穆罕默德・马鲁夫（Mohammad Maarouf）

主译　魏梁锋　朱先理

U0262685

科学出版社

北京

图字：01-2023-0816

内 容 简 介

　　本书介绍了外科机械手（即"机器人"）的技术发展及其在血管内介入、立体定向外科、神经内镜、脊柱外科等手术中的应用，另外介绍了纳米机器人在神经外科中的应用，神经外科手术室中的人工智能和物联网，自动机械扶手和外骨骼，神经外科机械手模拟培训中的增强现实和虚拟现实等内容。

　　本书适用于神经外科等临床医护人员阅读参考。

图书在版编目（CIP）数据

　　微创神经外科机器人技术 /（伊拉克）穆罕默德·马恩·萨利希（Mohammed Maan Al-Salihi）等主编；魏梁锋，朱先理主译. — 北京：科学出版社，2023.4
　　书名原文：Introduction to Robotics in Minimally Invasive Neurosurgery
　　ISBN 978-7-03-075100-3

　　Ⅰ.①微⋯　Ⅱ.①穆⋯ ②魏⋯ ③朱⋯　Ⅲ.①机器人技术－应用－神经外科学－显微外科学　Ⅳ.① R651 ② TP242.3

　　中国国家版本馆 CIP 数据核字（2023）第 042608 号

责任编辑：李　玫 / 责任校对：张　娟
责任印制：赵　博 / 封面设计：龙　岩

First published in English under the title
Introduction to Robotics in Minimally Invasive Neurosurgery
edited by Mohammed Maan Al-Salihi, R. Shane Tubbs, Ali Ayyad, Tetsuya Goto and Mohammad Maarouf
Copyright © Mohammed Maan Al-Salihi, R. Shane Tubbs, Ali Ayyad, Tetsuya Goto and Mohammad Maarouf, 2022
This edition has been translated and published under licence from
Springer Nature Switzerland AG.

科 学 出 版 社 出版
北京东黄城根北街 16 号
邮政编码：100717
http://www.sciencep.com
北京画中画印刷有限公司 印刷
科学出版社发行　各地新华书店经销
*
2023 年 4 月第 一 版　开本：787×1092　16
2023 年 4 月第一次印刷　印张：7 1/2
字数：150 000
定价：118.00 元

（如有印装质量问题，我社负责调换）

译者名单

主　译　魏梁锋　朱先理

副主译　洪景芳　薛　亮　李　琦

主　审　王守森

译　者　（按姓氏笔画排序）

王守森　联勤保障部队第九〇〇医院神经外科

方　翌　中国科学院北京协和医院神经外科

朱先理　浙江大学医学院附属邵逸夫医院神经外科

李　琦　联勤保障部队第九〇〇医院神经外科

吴贤群　联勤保障部队第九〇〇医院神经外科

吴箭午　联勤保障部队第九〇〇医院神经外科

陈业煌　联勤保障部队第九〇〇医院神经外科

陈宇晖　联勤保障部队第九〇〇医院神经外科

张尚明　联勤保障部队第九〇〇医院神经外科

郑少锐　福建省莆田学院附属医院神经外科

洪景芳　联勤保障部队第九〇〇医院神经外科

奚之玉　中国科学技术大学附属第一医院神经外科

薛　亮　联勤保障部队第九〇〇医院神经外科

魏梁锋　联勤保障部队第九〇〇医院神经外科

编者名单

Narjiss Aji Faculty of Medicine and Pharmacy of Rabat, Mohammed 5 University, Rabat, Morocco

Maryam Sabah Al-Jebur College of Medicine, University of Baghdad, Baghdad, Iraq

Mohammed Maan Al-Salihi College of Medicine, University of Baghdad, Baghdad, Iraq

Darius Ansari Department of Neurosurgery, University of Illinois at Chicago, Chicago, IL, USA

Ali Ayyad Department of Neurosurgery, Saarland University Hospital, Homburg, Germany Department of Neurosurgery, Hamad General Hospital, Doha, Qatar

Kenza Benkirane Faculty of Medicine and Pharmacy of Fez, University of Sidi Mohamed Ben Abdellah, Fes, Morocco

Joshua D. Burks Department of Neurological Surgery, University of Miami School of Medicine, Miami, FL, USA

Lucas Capo Sagrat Cor University Hospital, Barcelona, Spain

Sorayouth Chumnanvej Neurosurgery Division, Surgery Department, Faculty of Medicine Ramathibodi Hospital, Mahidol University, Bangkok, Thailand

Sandrine de Ribaupierre Department of Clinical Neurological Sciences, Schulich School of Medicine and Dentistry, and Brain and Mind Institute, University of Western Ontario, London, ON, Canada

Francesco Doglietto Neurosurgery, Department of Medical and Surgical Specialities, Radiological Sciences and Public Health, University of Brescia, Brescia, Italy Fondazione Policlinico Universitario Agostino Gemelli IRCCS, Rome, Italy Catholic University School of Medicine, Rome, Italy

Roy Eagleson Electrical and Computer Engineering, and Brain and Mind Institute, University of Western Ontario, London, ON, Canada

Fatima Ezzahraa El Idrissi Faculty of Medicine and Pharmacy of Fez, University of Sidi Mohamed Ben Abdellah, Fes, Morocco

Anton Fomenko Section of Neurosurgery, Department of Surgery, Rady Faculty of Health Sciences, University of Manitoba, Winnipeg, MB, Canada

Marco Maria Fontanella Neurosurgery, Department of Medical and Surgical Specialties, Radiological Sciences and Public Health, University of Brescia, Brescia, Italy

Tetsuya Goto Department of Neurosurgery, St. Marianna University School of Medicine, Kawasaki, Kanagawa, Japan

Aria M. Jamshidi Department of Neurological Surgery, University of Miami School of Medicine, Miami, FL, USA

Jesus Lafuente UAB (Autonomous University of Barcelona), Barcelona, Spain Spine Unit at Hospital del Mar, Barcelona, Spain

Mohammad Maarouf Faculty of Medicine, University of Cologne, Köln, Germany Department of Neurosurgery, Stereotactic and Functional Neurosurgery, Beta Clinic Bonn, Bonn, Germany

Alba Madoglio Neurosurgery Unit, Department of Neuroscience and Rehabilitation, University of Ferrara, Ferrara, Italy

Ankit I. Mehta Department of Neurosurgery, University of Illinois at Chicago, Chicago, IL, USA

Hajar Moujtahid Faculty of Medicine and Pharmacy of Rabat, Mohammed 5 University, Rabat, Morocco

Clemens Neudorf Movement Disorders and Neuromodulation Unit, Department of Neurology, Charite'—Universitätsmedizin Berlin, Berlin, Germany

Oumaima Outani Faculty of Medicine and Pharmacy of Rabat, Mohammed 5 University, Rabat, Morocco

Elena Roca Neurosurgery, Head and Neck Department, Istituto Ospedaliero Fondazione Poliambulanza, Brescia, Italy "Technology for Health" Ph.D. Program, University of Brescia, Brescia, Italy

Demitre Serletis Department of Neurosurgery, Cleveland Clinic Foundation, Cleveland, OH, USA Charles Shor Epilepsy Center, Neurological Institute, Cleveland Clinic, Cleveland, OH, USA

Alejandro M. Spiotta Department of Neurosurgery, Medical University of South Carolina, Charleston, SC, USA

Robert M. Starke Department of Neurological Surgery, University of Miami School of Medicine, Miami, FL, USA

Fabio Tampalini Department of Information Engineering, University of Brescia, Brescia, Italy

R. Shane Tubbs Department of Neurosurgery, Tulane University, New Orleans, LA, USA

原著序一

　　外科手术的先驱，正如早期以北极、南极、珠穆朗玛峰等为探究目标的探险家，往往命运多舛。最早手术机器人之一，用于髋关节置换术中精确 CT 引导股骨扩孔的机器人，其发明者 Howard A. Paul 是美国加利福尼亚大学戴维斯分校一位颇有远见的兽医（他的同事亲切地称他为"HAP"），于 1993 年不幸死于白血病，年仅 44 岁。然而，一年一度的国际人工关节成形技术协会（ISTA）颁发的"Hap Paul 奖"，令他一直活在我们心中。20 世纪 90 年代，我有幸访问了位于法国里昂的 ROBODOC 和 NeuroMate 的制造商，同时还参与了神经外科机器人另一个模块的构建：范德比尔特大学实施的图像引导手术的创新项目。

　　《微创神经外科机器人技术》的编者本身就是此领域的先驱，尤其是主编 Mohammed Maan Al-Salihi 博士。要编写这样一本包含丰富尖端信息的神经外科书籍，需要远超常人的奉献精神和洞察力。

　　该书在以下方面与众不同：

　　—— 该书从血管、脊柱等解剖学方面和立体定向、内镜等技术方面，全面回顾了手术机器人领域。

　　—— 该书涵盖了从 1980 年开始及在此几十年前奠定的基础，到涉及人工智能（AI）、物联网（IoT）、脑 - 脑接口（BTBI）等在内的神经外科机器人的未来。

　　—— 该书每一章都可以"独立"阅读。尽管这其中会有一些内容互相重复，但读者仍可以快速检视所需的特定信息。

　　—— 该书内容堪称典范。大多数章节都有几十篇最新且密切相关的参考文献，其中一章参考文献甚至高达 147 篇之多！

　　通过研究神经外科机器人技术，Mohammed Maan Al-Salihi 博士等认为，它在 21 世纪下半叶注定会成为神经外科的核心领域。毫无疑问，本书第二版将记录以下各个方面的进展：

　　—— 神经外科微创手术无疑会取得进展。如同纽约大学神经生理学名誉主席 Rodolfo Llinas 在 2005 年所设想，人们不仅可以将颈内动脉和其他大动脉作为血管内介入的"高速公路"置入微弹簧圈和支架，还可以沿着毛细血管的"小巷"到达神经系统的每个角落和缝隙。他已经验证了通过血管内电极可以刺激和记录神经系统。而且，正如梅奥诊所的 Kendall Lee 所说，人们可以用一根微米级大小的导管穿过毛细血管壁来对脑组织进行检查（和治疗）。红细胞的直径是该导管的 10 倍，因此不会从血管壁渗漏出来造成出血。

　　—— 神经假体将发展为替代神经系统缺陷的部件。意大利、荷兰和美国研究人员已经开发了一种仿生人工突触原型，能够替换有缺陷的神经元、神经纤维、突触，无论是用人工假体，还是干细胞来源的替代物，都将彻底改变神经系统疾病的治疗方法。

　　—— 脑 - 云接口（B/CI）和脑 - 脑接口将把神经外科机器人技术带入神经外科技术"众包"的领域。美国华盛顿州西雅图华盛顿大学某研究小组的研究显示，接入脑电图监测的人，可以通过互联网和经颅磁刺激远程控制另一个人的运动功能。从本质上讲，被控制者已经成为操作者的奴仆。

如上例所示，B/CI 和 BTBI 的深入影响值得关注。随着神经外科机器人工具变得越来越复杂，还需要解决伦理方面的问题。精神外科一再被指责超越了医学伦理的界限，神经外科机器人应该避免这种命运。

70 年前，"控制论之父" Norbert Wiener（控制论中的反馈指导是神经外科机器人的基石）也面临着类似的困境。他拒绝为某公司撰写他在第二次世界大战期间有关导弹的研究报道，并在刊发于《大西洋月刊》和《原子科学家公报》上的公开信中称："……这类研究的最终结果是，科学家将无限的权力交给了他最不能信任的人手中。"

希望下一代神经外科机器人不会赋予那些无信之者无限的"精神控制"之力。正如立体定向放射外科的发明者 Lars Leksell 所说："愚人手中之器并未使其增智。"

通过如此全面地探究神经外科机器人，Mohammed Maan Al-Salihi 博士等已经奠定了坚实的基础，避免神经外科机器人成为"愚人之手"，更须防止它落到无德莽夫手中。

Russell J. Andrews

美国宇航局 Ames 研究中心纳米技术和智能系统

美国加利福尼亚州莫菲特场

2021 年 6 月

原著序二

我非常高兴地拜读了由 Mohammed Maan Al-Salihi 博士，以及 R. Shane Tubbs、Ali Ayyad、Tetsuya Goto 和 Mohammad Maarouf 医生撰写的《微创神经外科机器人技术》一书。

尽管机器人技术在几十年前就开始应用于医学，但可以说，现代神经外科的这一领域就像刚刚迈出第一步的幼儿，可能在不久的将来，它的应用会让我们惊叹不已，我们将发现它对现代医学和神经外科的实用价值。人类最终被机器、"机器人"取代的幻想不再让科学家们感到害怕，人们也逐渐形成并接受机器人可以辅助人类行为、完善人类行为的观念。读者很有必要通过阅读这本书来了解将来机器人辅助的微创神经外科技术。本书的引人入胜之处，不在于细节描述或外科技术学习方法的介绍，而在于令读者可以想象和探索，尚处在孩童时期的机器人神经外科已经在世界各大神经外科中心发挥着重要作用。该书也有助于我们理解神经外科和机器人领域的未来发展方向。

全书各章节均很实用，最重要的概念均有清晰的解释，并快速为读者提供各方面必需的知识，以令其想象机器人技术可以在多大限度上改善脊柱、脑血管、内镜神经外科等不同领域的手术技术。

我相信，正如手术显微镜、计算机和影像在神经外科手术室中占据一席之地一样，机器人技术将在不久的将来成为另一个重要的工具。

我要祝贺 Mohammed Maan Al-Salihi 博士和其他医学专业人士为这本书所做的工作。此外，我想说，为此书撰写序是我的荣幸，我还想将本书推荐给致力于探索机器人技术在微创神经外科中应用的年轻神经外科医生。

Roberto R. Herrera

Belgrano Adventist 诊所 神经外科及术中 MRI

阿根廷布宜诺斯艾利斯

原著序三

机器人技术必将把神经外科带入新的境界。

机器人和人工智能能给我们带来什么？这种系统的最大目标是能够安全、可靠地治疗具有挑战性的病变，特别是在准确性和灵活性方面已超越了人类知识和技能的范畴。与此同时，安全性、耐用性、通用性和成本效益也是机器人系统高效开发与应用的现实要求。

为此，人们开发了各种成像技术、计算机技术和机器人系统。Mohammed Maan Al-Salihi 博士等撰写的《微创神经外科机器人技术》一书，很好地总结了神经外科领域机器人手术的当前技术和未来目标。人工智能是未来手术室的重要组成部分，我更喜欢将其理解为"增强智能"，而不是"人工智能"。先进的虚拟现实、增强智能和机器人技术将极大地帮助我们，而不是在 2030 年取代我们。

尽管炼金术不能点石成金，但它给我们带来了丰富的化学知识。

机器人技术不仅提高了我们的手术技能，而且为如何将外科手术数字化和理解外科手术技术背后的科学提供了线索。

为了指导这种技术的合理开发和应用，我们应该参与其发展的基本进程。我们不应该被市场导向的力量驱动，或者仅仅为了利益而使用机器人。我们需要知道机器人技术的局限性并利用其优异之处。否则，机器人手术将重蹈中世纪炼金术走入歧途的覆辙。

希望这本书能指引你——理解机器人技术的优点和局限性。

Akio Morita

医学院的院长、教授和主任

日本医学院神经外科　日本东京

日本颅底外科学会主席　日本大阪

世界神经外科学会联合会秘书　瑞士尼翁

原著序四

"医学的辉煌之处在于它不断前进，学无止境"。20 世纪医学先驱 William J. Mayo 博士的这句话，不仅表达了我们对医学领域的满腔热情和无私奉献，还激励着我们的无限想象，鼓励着我们不断走向创新和追求伟大。《微创神经外科机器人技术》是第一部探索并全面叙述外科机器人——这一有助于医疗实践的进步技术的优秀书籍。Mohammed Maan Al-Salihi 博士召集了一批外科、神经科学和工程领域的专家来著此书，其中包括但不限于外科手术、增强现实、支持系统和人工智能。本书拓展了我们对当前和未来用于中枢神经系统疾病手术治疗的机器人技术的理解，并鼓励神经外科医生采用突破传统实践界限的创新。

作者讨论了机器人在神经外科手术中的当前和未来应用。该书简明扼要地涵盖了诊断和手术协议、机器人引导手术的过程、图像处理、机器人辅助手术、几何精度和自动化等有关的广泛主题。在探索立体定向、血管内介入、内镜和脊柱技术的细微差别和挑战时，详细介绍了机器人和微创手术之间独特的相互作用。从辅助动脉瘤栓塞、支架置入和脑活检到精确的椎弓根螺钉置入，机器人在手术中的作用得到了非常充分的阐述。

我们生活在一个无与伦比的时代，科学和技术相互作用并推动我们前进。编者以切实的方法编纂了这个艰巨的主题，为神经外科医师提供值得信赖的信息。

该书对我们所从事的医学领域十分重要，它将帮助我们实现"医学教育的两个目标：治愈患者并推动科学发展"（Charles H. Mayo）。

Fidel Valero-Moreno，Alfredo Quiñones-Hinojosa，

William J. 和 Charles H. Mayo

梅奥诊所神经外科

美国佛罗里达州杰克逊维尔

原著序五

　　"机器人"这个词让人联想到各种各样的形象，从人形机器到美国国家航空航天局（NASA）的"旅居者"火星探测车。有些人可能会认为机器人是危险的技术，有朝一日会导致人类灭亡，机器人要么智取我们并接管世界，要么把我们变成完全依赖技术的生物，将人类搁置于一旁，通过编程机器人来完成我们所有的工作。

　　那么，究竟什么是机器人？这存在多种定义，美国机器人研究所在 1979 年将其定义为一种可重新编程的多功能机械手，旨在通过各种程序性运动来移动材料、零件、工具或专用设备，以执行各种任务。在《韦氏词典》中，它被定义为"一种自动装置，执行通常属于人类的功能，或以人类形式出现的机器"。

　　1954 年，美国工程师 George Charles Devol Jr. 提出了工业机器人的想法。他后来遇到了被称为"机器人之父"的企业家 Joseph Frederick Engelberger，并让后者相信了其想法的潜力。1961 年，他们创立了 Unimation 公司。次年，他们成功试制了世界上第一台工业机器人 Unimate。通用汽车公司对 Unimate 表现出了兴趣，随着该机器人在通用汽车压铸厂的部署，世界上第一台工业机器人诞生，工业机器人的实际应用始于 1962 年。这不仅改变了制造业，还改变了工业界的多个方面，甚至改变了我们的日常生活。

　　学术界在创造新机器人方面也取得了很大进展。1958 年，斯坦福研究所的一个研究小组开发了一种名为 "Shakey" 的机器人。Shakey 比最初的 Unimate 先进得多，后者专为专业的工业应用而设计。Shakey 可以在房间里转来转去，用它的电视"眼睛"观察场景，在陌生的环境中移动，并在一定程度上对周围环境做出反应，它因摇摆不定的动作和嘎嘎作响的声音而命名（"Shake"在英文中为"摇晃"的意思）。

　　但机器人技术进入外科行业耗费了近 30 年的时间，首先是在神经外科立体定向脑活检和矫形外科领域中，应用机器人技术来提高关节对准的准确性和精确性。史载的第一次使用机器人辅助外科手术发生在 1985 年，使用 PUMA 560 机器人手术臂进行神经外科活检手术。1987 年进行了机器人腹腔镜下胆囊切除术。次年，同样的 PUMA 系统被用于经尿道手术。1990 年，Computer Motion 生产的 AESOP 系统成为第一个获得美国食品药品监督管理局（FDA）批准用于内镜手术的系统。在那个时期，人们对机器人神经外科手术寄予厚望，因为它在用于微创手术时可以实现更高的精度，但这一进展首先出现在神经外科之外的领域。2000 年，达芬奇手术系统开辟了新天地，成为第一个被美国 FDA 批准用于普通腹腔镜手术的机器人手术系统。这是美国 FDA 首次批准的包含手术器械、内镜和摄像的全方位系统。从那时起，机器人手术克服了传统内镜技术存在的操作灵活性欠佳和对术野观察为二维影像的缺陷，其应用迅速扩展到泌尿、胃肠、心脏、颌面、眼科和妇科手术。

　　尽管神经外科的历史与今天的机器人平台的前辈有着复杂的联系，但神经外科手术并没有像 1990 年预期的那样广泛采用机器人技术。神经外科技术创新有着悠久的历史，如立体定向、功能性神经外科和神经导航。事实上，神经外科在许多方面需要机器人辅助，也完全符合机器人技术的实施条件。我认为，机器人神经外科发展缓慢的原因不是因为缺乏创造力或需求，而是因为显微神经外科手术固有的复杂性，尤其是微创和内镜手术。仅仅依靠一个机器人不可能具备满足各种手术特定需求的能力，如内镜下切除脑室肿瘤或置入椎弓根螺钉行多节段脊柱融合。

　　通过这本《微创神经外科机器人技术》，Mohammed Maan Al-Salihi 的编辑团队成功地对当代神经外科许多方面的机器人手术现状进行了全面的学术汇编。书中的章节主要是由各领域的专家撰写，对机器人技术在血管神经外科、立体定向神经外科及最广泛的神经内镜中的使用进行了出色的阐述。该书还包括人工智能、物联网、在神经外科医生的培训中使用机器人，甚至纳米机器人等内容。对于所有对这个领域感兴趣并想探究这个领域目前状况的读者来说，这是一本"必读"的专业书籍。

J. André Grotenhuis

拉德布德大学医学中心　荷兰奈梅亨

致 谢

我向为本书做出贡献的所有编辑、章节作者和教授们致以深深的谢意。我还要感谢我的朋友 Mohaned M. Alazzawi 博士的支持和帮助。最后,我对我的学院院长 Ali K. Alshalchy 教授感激不尽,他是几代神经外科医生灵感的源泉。

Mohammed Maan Al-Salihi

我要感谢我的共同主编们,感谢他们的辛勤工作和专业知识的分享,以及其他为本书的新颖性做出贡献的许多作者。此外,我感谢杜兰大学医学院神经外科和我们的主席 Aaron Dumont 博士对该学术界的奉献。

R. Shane Tubbs

借此机会,我感谢为这本无价之宝做出杰出贡献的作者,同时也感谢共同作者,特别是 Mohammed Maan Al-Salihi 博士,感谢他们为该书成功出版所做的努力。

Ali Ayyad

感谢 Yoshihiro Muragaki 教授、Hiroshi Iseki 教授和 Masakatsu G Fujie 教授指导我在机器人神经外科研究和实践中走出了第一步。同时感谢每天都与我共同工作的 Jun Okamoto 博士和 Hideki Okuda 博士。

Tetsuya Goto

我想借此机会感谢我在编写"立体定向神经外科机器人"一章和审阅手稿时所有给予我帮助的人们。

感谢认真阅读了我的手稿的亲爱的妻子 Yaman 和儿子 Abdulrahman。

Mohammad Maarouf

译者前言

与外科的其他专科不同，神经外科手术操作是在重要且脆弱的神经组织中进行，不仅对精度要求极高，而且存在空间小、定位困难等难点，以肉眼和徒手操作很难达到所需的精度。显微手术、立体定向、神经内镜、神经导航及神经电生理辅助等技术的发展，极大地拓展了神经外科医生的操作能力。然而，追求卓越的神经外科并不满足于此，进一步利用机器人在影像引导下执行精准操作将成为未来的手术方式。例如，新一代多功能 ROSA 手术机器人已经给神经外科带来革命性改变，自其诞生之日起就受到了神经外科医师的青睐。未来的手术机器人必将给神经外科带来跨越式发展，成为手术机器人应用的重要赛道之一。

由于缺少参考书籍，神经外科医师对这一新兴领域知之甚少。看到由 Mohammed Maan Al-Salihi 博士等主编的《微创神经外科机器人技术》令人欣喜万分，阅读之后豁然开朗，爱不释手。本书从发生、发展及未来方向，全面阐述手术机器人在神经外科的应用，包括脑血管及血管内介入、立体定向、神经内镜、脊柱外科、纳米、手术辅助支具机器人等内容。另外还涉及人工智能、物联网、增强现实和虚拟现实训练模拟器等领域。全书引经据典、内容丰富、数据翔实、图文并茂，并对新近文献进行全面综述，彰显作者在手术机器人领域拥有渊博的知识、满腔的热情和执着的攻坚精神，使本书成为神经外科机器人领域的全面总结和重要参考。

鉴于此，我们迅速组织神经外科各亚专业的骨干共同翻译本书。译稿小组团结协作、严谨认真，对存疑之处均检索出原文献，展开讨论，反复斟酌。以"信、达、雅"为准则，在临床工作之余，译稿小组高效地完成了书稿的翻译和审校工作。

衷心希望本书能为神经外科医师带来最新知识，并成为相关研发专业人士和管理人员了解神经外科机器人手术的桥梁，以助力于我国机器人神经外科的发展，造福更多患者。

魏梁锋　主任医师
联勤保障部队第九〇〇医院神经外科
朱先理　主任医师
浙江大学医学院附属邵逸夫医院神经外科
2022 年 10 月 28 日

原著前言

外科手术是一门非常古老的艺术，从史前时代就开始发展。虽然肯定在更早时就有过实践，但第一个记录在案的手术文本是《艾德温·史密斯纸草文稿》，它或许是公元前 1700 年之后写成的（Goodrich，2004），此文本记录了手术过程及其细节，同时还讨论了颅骨和脊柱损伤的案例。现代手术室会让几个世纪前的外科医生感到极大震撼。当今，在现代手术室中使用各种先进技术几乎是理所当然的。现代外科医生使用的最新技术中都包括了各种计算机的应用，如术中虚拟现实和图像引导手术。神经外科医生也热烈欢迎这些最新进展，包括上述设备和各种电子监测系统、手术显微镜及其改良应用，如镜下影像叠加和荧光造影，以便更好地识别病理组织。现在也可以使用可替代手术显微镜的免提视觉增强设备。

本书的重点是手术机器人，这可能是现代神经外科使用的最先进的设备。尽管此类设备在其他外科专科（如泌尿外科和普通外科）中应用已久，但颅脑和脊柱手术机器人设备还未在神经外科获得普遍应用。这些设备可以帮助外科医生更准确地识别颅内病变，如机器人辅助放射外科手术，以及更精准地进行植入手术，如椎弓根螺钉置入术。在过去几年中，神经外科领域此类应用的相关报道激增（McKenzie 等，2021；Philip 等，2021）。

在此，作者奉上了他们在神经外科使用机器人技术的专业知识。本书的章节涵盖了多方面的主题，包括机器人在血管内介入手术和开颅脑血管手术中的应用，以及神经内镜机器人及辅助外科医生手术的机器人。同时，专门开辟一章来介绍机器人技术的未来，提示随着该领域技术的进步，手术机器人的应用必将更为广泛。总之，本书汇总了关于手术机器人的最新知识，它一定会引发神经外科医生和机器人专业人士的极大兴趣。尽管目前这一领域尚处于初级阶段，但其未来的发展前景是光明的。随着该技术的应用，手术精度和便利性会进一步提升。

感谢每一位编者，并希望本书能激发人们对神经外科机器人领域更深入的兴趣。我们相信，正如外科显微镜以指数级的速度推进神经外科领域发展，机器人技术也将在短期内发挥同样的作用。

Mohammed Maan Al-Salihi

R. Shane Tubbs

Ali Ayyad

Tetsuya Goto

Mohammad Maarouf

目 录

第一章

神经外科机器人介绍和历史

Anton Fomenko, Fatima Ezzahraa El Idrissi, Narjiss Aji, Oumaima Outani, Kenza Benkirane, Hajar Moujtahid, Mohammed Maan Al–Salihi, Demitre Serletis

在当前的第四次工业革命时代，人们对数字化和自动化的需求不断增加，医疗保健领域也同样发生了相应变化，精确度极高的外科手术尤其受益于这种变革。手术机器人正在不断重塑这一领域，外科医生的工作方式也产生了革命性变化。神经外科是外科领域中首先采用机器人进行手术的专科。1985 年，人们使用 Unimation 这种将工业用设备改装的手术机器人——可编程通用装配机（programmable universal machine for assembly，PUMA）200，对脑内深部病变进行了立体定向活检手术，标志着机器人技术成功引入了神经外科。

神经外科领域非常适合进行机器人手术。大脑复杂的三维解剖结构具有难以计数的神经网络连接，还有被覆或包裹于大脑的血管，它们都可以完全映射到计算机化的立体坐标参考系上。而容纳着脆弱大脑的刚性颅骨，在固定于所需位置后，则可作为稳定的三维坐标配准注册和手术计划参考点。此外，神经外科手术操作的技术性很强，显微手术更是耗时长久。在漫长的手术过程中，外科医生容易出现疲劳和微小的肢体震颤。因此，手术机器人技术成为神经外科手术的重要辅助设备是显而易见的。

依据与手术医生之间的交互方法、机器人技术、设备特征等，手术机器人可分为不同类型。根据外科医生与机器人交互的方式，可分为以下三种主要类型。

监督 - 控制系统：目前已经广泛用于立体定向和脊柱手术，它的手术机械臂可以移动到预定的位置并根据一系列预编程指示完成操作。机器人在手术室与患者的颅脑位置配准注册后，可以自动执行由外科医生根据 CT 或 MRI 检查制订的手术操作。外科医生可以接着完成余下的手术步骤，而不需要机器人辅助。

主 - 从控制系统：用于远程遥控神经外科手术或者在恶劣环境下进行手术操作，神经外科医生实时控制机器人的运动。外科医生通过监视器或目镜实时观看手术野，并通过控制站在线操纵机械臂，将操作指令传达给远程操作的机器人。

共享控制系统：系主动和被动系统的结合。外科医生直接在手术区域进行操作，而不是从远程控制台进行遥控。共享控制机器人将外科医生的操作动作进行强化或过滤，以实现更高的精度操作或触觉控制。

本章拟对机器人技术在神经外科中的历史和发展及其未来前景进行概述，重点介绍机器人在立体定向外科和显微神经外科的应用。

一、立体定向机器人技术的发展

立体定向"stereotaxy"这个词是由希腊语"stereos"（意思是"三维"）和"taxes"（意思是"排列"）组成。与其他手术学科一样，神经外科手术追求最精准的操作和最小的创伤。一般来说，立体定向神经外科手术步骤如下：有参考框架或无框架定位系统，对患者特定基准点的配准，以及手术路径规划。在手术过程中，外科医生不仅需要在手术室长时间站立，而且在对器材设置、数字输入、校准和验证坐标进行人工手动操作时，都可能因为人为错误而造成患者伤害。为了应对这些挑战，机器人辅助手术已被自然地整合到神经外科领域。除上述各方面优点外，机器人手术还可以提高操作效率，增加靶点准确性，提升手术过程的整体安全性。手术机器人技术现已集成到神经外科的多个领域，包括功能性神经外科、小儿神经外科、放射外科、内镜颅底外科、脊柱外科和癫痫外科。现在，许多手术都可以依靠手术机器人进行，包括脑深部肿瘤活检、脑室内置管（包括内镜下第三脑室造瘘术）、脊柱固定手术中的椎弓根螺钉置入、激光消融手术、深部脑实质/脑室内出血引流、脑深部电刺激（DBS）和立体定向脑电图（SEEG）的电极置入。

历史上，对颅内病变进行准确定位具有极大挑战性。早期的人类学和颅相学曾将基本的数学工具与简单的机械相结合，尝试在形态学上对大脑进行定位。在 1860 年，皮埃尔·保罗·布罗卡（Pierre Paul Broca）开发了一系列特殊用途的卡尺，如下颌角测角仪及平面和立体颅骨描绘装置，用于对重要的颅骨标志进行定位，如枕外隆凸和眉心。1903 年，瑞士医生埃米尔·特奥多尔·科赫尔（Emil Theodor Kocher）开发了一种精巧的颅骨测量计，可应用于测量各种大小和任何年龄组的头颅以定位颅内结构，如外侧裂。著名的哈维·库欣（Harvey Cushing）医生后来用它定位脑内的某些靶区。1918 年，数学家罗伯特·亨利·克拉克（Robert Henry Clarke）和神经外科医生维克托·亚历山大·海登·霍斯利爵士（Victor Alexander Hayden Horsley）开发了第一个基于直角坐标系的实用立体定向框架。后来，加拿大神经解剖学家奥布里·马森（Aubrey Mussen）对其进一步改造后应用于人类大脑。马森的人体立体定向装置原型虽然领先于时代，但几乎不为人所知。直到几十年后，亨利·T. 威克斯（Henry T. Wycis）和欧内斯特·A. 斯皮格尔（Ernest A. Spiegel）对 Horsley-Clarke 装置进行了重要改良，基于框架的人体立体定向手术于 1947 年才被正式成功地应用于临床。它为立体定向和功能技术在神经外科领域的快速发展铺平了道路。

在接踵而来的几十年中，无框架立体定向系统和更为精细的神经影像进一步拓展了神经外科手术的应用。例如，在皮肤上贴附不透 X 线的基准点或以激光配准，避免了在颅骨上安装刚性立体定向框架，提高了手术灵活性和患者舒适度。与此同时，CT、MRI 的相继发展也为现代无创立体定向技术奠定了基础，如通过对脑内特定靶区的精确定位，人们可以进行伽马刀放射外科和高强度聚焦超声治疗。

应用于脑立体定向手术中的第一个机器人是诞生于 1985 年的 Unimation PUMA 200，人们将其用于 CT 引导下脑组织活检，第一次穿刺就达到了靶点并取出了可以用于诊断的组织。对机器人进行适当校准后，其目标精度为 1.0mm（可重复精度达到 0.05 ～ 0.1mm），并缩短了手术时间（与无机器人辅助的有框架活检手术相比）。然而，由于缺乏医疗安全证明和无法补偿术中脑移位，PUMA 200 在其开创性的手术演示后，不再被临床使用。

1986 年首次成功地进行现代无框架 CT 影像配准后，适用于神经外科手术的机器人得到了迅速发展。这些创新性的系统包括 Minerva（洛桑大学，瑞士）、Zeiss MKM 手术显微镜（卡尔蔡司股份公司，德国）、NeuroMaster（北京航空航天大学手术机器人研究所，中国）和 PathFinder 手术机器人（Prosurgics，威科姆，英国）。尽管它们的临床应用有限，却引领了几项重要发展，如用于纠正大脑移位的术中成像、手术机器人运动冗余的研究，以及在发生意外故障时为避免患者伤害而设立的禁区。

在这些发展的基础上，雷尼绍（Neuromate）手术机器人于 1997 年率先获得美国 FDA 的批准，并成为第一个基于有框架和无框架立体定向配准的设备。早期验证性研究表明，该系统的准确性可与传统的基于框架和无框架的术者手动操作技术相媲美，同时缩短了多轨迹计算所需的时间。时至今日，雷尼绍仍广泛地应用于各种神经外科手术中，已完成数千个 SEEG 电极置入和 DBS 电极置入，以及其他神经外科手术。

与传统的机械臂相比，SurgiScope（ISIS SAS）是一种固定于手术室天花板上的手术显微镜，它具有 20 世纪 90 年代后期出法国开发的手术机器人的功能。SurgiScope 是首个通过术前 MRI 配准注册的无框架，基于头皮标志基准点定位的手术机器人平台。目前 SurgiScope（ISIS SAS）已在全球多个神经外科中心获得广泛应用，该系统因其模块化特性及具有轨迹叠加功能显微镜的双重用途而广受欢迎。

2012 年，法国 MedTech 公司率先推出的手术辅助机器人（ROSA）被美国捷迈邦美（Zimmer Biomet）公司收购。它具有两个独立的平台：ROSA Brain 和 ROSA Spine，每个平台都具有内置的立体定向辅助指导手术路径功能。ROSA Brain 已在全球 140 多家医院安装并广泛应用，包括致痫灶的激光消融、SEEG 电极插入、脑室分流管置入、囊肿抽吸和内镜手术等。ROSA Spine 平台具有经皮螺钉置入颈椎、胸椎和腰椎椎弓根的路径辅助等功能。

近年来，电机和电子系统的小型化使人们开发出更为小巧精致的手术机器人，如 iSYS1（Medizintechnik GmbH）和 Renaissance（Mazor Robotics），它们已成为具有更好成本效益和高效的手术平台，可以安全准确地进行 SEEG 置入，尽管在对侧颅脑进行手术时需要手动重新定位。此外，基于解剖结构的个体差异，机器人辅助制订立体定向手术路径也颇具优点，如应用于内镜下第三脑室造瘘术和内镜垂体手术。ROSA 等操作平台使外科医生能够对特定患者制订个体化手术路径，不仅可以保持手术器械的操作稳定性，必要时还可以进行术中轨迹校正。

由于婴儿和幼儿的脑内靶点目标更小，脑组织更为脆弱，小儿神经外科手术也具有其独特的挑战之处。2017 年，de Benedictis 等深入总结了在儿童患者中使用手术机器人的经验，他汇总评估了在 Bambino Gesù 儿童医院（意大利罗马）116 名患儿所接受的 128 次外科手术，详细报道了 ROSA 机器人在这些病例中的应用，其中涵盖多种类型的神经外科手术，包括立体定向活检、神经内镜检查、DBS、SEEG 电极置入和囊内引流管放置。只有 3.9% 的患儿有短暂的术后神经功能缺损，没有出现永久性功能障碍。如此之高的成功率揭示了机器人辅助手术在小儿神经外科患者中的安全性，随着使用经验的积累，手术时间逐渐缩短。目前，还

3

需要进行更深入广泛的前瞻性研究，以纳入更多的患者进行比较，对最终治疗目标的准确性和其他指标，包括生活质量和置入物二次手术率等进行总结分析。

脑出血（ICH）的血肿抽吸引流手术也受益于立体定向手术机器人。从历史上看，这些手术通常需要开颅切开大脑皮质以清除深部血肿。近年来，已经可以通过颅骨钻孔立体定向手术对血肿进行抽吸。最近发表的一项系统回顾比较了三种神经导航系统（Medtronic AxiEM、Stryker iNtellect 和 BrainLab VectorVision）微创清除 ICH 的手术结果。Medtronic AxiEM 是基于电磁的立体定向注册配准，后两种是基于光学的立体定向注册配准。尽管存在技术上的差异，并且在注册配准、手术计划、手术设置和术中使用方面略有不同，但结果表明，以上三个系统手术准确性均优异，且疗效相同。无针电磁配准（AxiEM 和 iNtellect）的显著优势还包括它可适应于不能进行刚性颅骨固定等情况。手术机器人在立体定向手术中的不断发展和应用，为出血性卒中的治疗提供了更高的精度和更微创的手术方法。

在过去的 30 年中，手术机器人为不断发展的立体定向神经外科领域做出了重大贡献，显示出对手术安全的保障和未来更美好的前景，解决了神经外科复杂的手术过程中精确定位的问题。最值得一提的是，手术机器人彻底改变了现代神经外科医生所面临的提高手工操作精准度和可重复性问题，同时解决了人体生理性疲倦和耐久力的问题。

二、机器人在显微外科的应用

显微神经外科技术的发展包括神经外科显微镜、小型化手术器械及为抵达病变所需的精细、微创和无创操作。1957 年，西奥多·库尔策（Theodore Kurze）首次使用显微镜切除 5 岁患儿的面神经鞘瘤。在随后的几位显微神经外科先驱中，人们公认 Gazi Yaşargil 教授是 1960 年推动显微神经外科发展最有影响力的医生，他开创的技术方法和显微外科器械，彻底改变了该领域的发展方向。

当前，在现代手术机器人技术时代，许多显微外科手术机器人已被引入手术室。机器人辅助显微外科系统（robot-assisted microsurgery system，RAMS，美国国家航空航天局）是最早开发的设备之一，它含有可编程控制的 6 个自由度的主 - 从遥控操纵器。在一项可行性研究中，研究人员使用它对 10 只大鼠进行了实验，对照使用 RAMS 和传统手工操作对直径为 0.5 ～ 1mm 的颈动脉进行端 - 端吻合和端 - 侧吻合。RAMS 成功地完成了微血管吻合操作，但在用手术机器人握住针或缝线时，偶尔需要额外的帮助。RAMS 的精度、技术成熟度和误差率与常规手工技术相似，但是在该实验中，RAMS 比手工缝合多用了 1 倍的时间。

NeuRobot（信州大学医学院，日本）是一种遥控显微手术机器人系统，它由四个主要部分组成：从属伺服机器人、机械臂支撑装置、主操作台和三维立体显示器。其前端具有三维内镜和三组显微器械，每组器械都具有 3 个自由度（旋转、摇摆和向前 / 向后运动），并连接到从属伺服机器人。据报道，临床上已经使用 NeuRobot 进行了脑肿瘤的部分切除术。然而，显微操作器械工作空间仅 10mm^3，使该设备操作局限性较大，对于较大的病变需要频繁地重新定位。

稳定手系统（stead hand system）（约翰斯·霍普金斯大学，美国）是另一种为增强器械操作性能而开发的手术机器人系统，它还是目前为数不多的共享控制手术机器人系统之一。该设备通过震颤过滤功能来改善手术者的手部动作，从而使手术器械的运动控制更加流畅、灵巧。尽管这台机器很新颖、优点明显，但由于缺乏运动缩放功能，该系统无法应用于更复杂的操作（如微血管吻合术），目前仅应用于视网膜显微手术。

达芬奇手术系统（Intuitive Surgical，美国）可能是目前临床医学领域应用最广泛的手术机器人，但其在神经外科手术的应用受到一定限制。它属于主-从控制系统，包括一个独立的手术机器人工作塔和一个主控制台。双目镜头和摄像系统将手术野放大的三维图像传输到外科医生的控制台，二个或三个具有6个自由度的手术机器人器械臂提高了手术操作的灵活性。达芬奇手术系统的显著优势是它集成了高分辨率双目镜的主控制台，外科医生通过它可以直接在患者身上进行手术。达芬奇手术系统已被用于多个外科领域，特别是泌尿外科，也可应用于脊柱手术中。迄今为止，它已用于胸腰椎神经纤维瘤切除术、椎旁神经鞘瘤切除术和经腰椎前路椎间融合术。由于该系统包含多个机械臂而不是单个轴鞘结构，因此在狭窄的工作空间中可能会发生机械臂互相碰撞。在狭窄的神经外科手术通道中，这些局限性导致实际操作困难，甚至可能会带来特殊的安全问题，从而限制了达芬奇手术系统在显微神经外科手术中的使用。

2001年，加拿大的卡尔加里大学开始开发另一种创新性神经外科手术机器人系统——NeuroArm。最初开发目的是为了与开放式MRI兼容，以允许在手术过程中对手术区域进行实时成像。NeuroArm是一个主-从手术机器人，配备2个机械臂，可以操纵传统的或定制设计的显微外科器械。主控制站具有感官沉浸感，可令外科医生感受远程手术区域的视觉、听觉和触觉反馈。机器人的手臂各有8个自由度，末端有2个应力传感器。该系统的末端效应器可与术者的手同步移动，并且可以灵活地操纵显微外科器械。目前，它已成功地在不同程度上集成到众多临床神经外科手术中，彰显手术机器人对手术操作精度和准确性的重要贡献。NeuroArm的最新产品是neuroArmPLUS[HD]，它具备针对神经外科手术设计的性能更为理想的触觉装置，具有7+2个自由度和串行连接功能，可提高系统感知能力并能够模拟人手。一项将neuroArmPLUS[HD]与Premium（6个自由度，串行连接设计）和Sigma 7（6+1个自由度，并行连接设计）等其他触觉设备进行比较的研究表明，neuroArmPLUS[HD]在操作角度、手术操作、手术时间、控制器械施加力量、机械离合器数量、运动范围和距离等方面表现出了更优异的性能。

工程学、物理学和数学等跨学科的合作令现代显微外科手术机器人的发展日新月异。当前的手术机器人系统（如neuroArmPLUS[HD]）将不断为显微神经外科手术开拓前沿技术，特别是对远程手术、手术精确度及无震颤显微操作的积极影响，正在为越来越安全的手术方法铺平道路。然而，方兴未艾的手术机器人系统必须解决系统安全性、应用成本效益、临床学习曲线和手术室空间限制问题，以及临床环境中存在的其他局限性。

三、结语

技术革新为神经外科带来了极大的进步。机器人应用于神经外科手术后，可以通过减少操作震颤、提高深部手术入路的安全性、提高手术步骤自动连贯性和增加几何精度来弥补神经外科手术中手工操作的不足。手术机器人对立体定向神经外科和显微外科的贡献不断增长，该技术目前正在推动整整一代外科医生在临床教育和模拟练习模式方面发生转变。它为神经外科医生提供了更强大、更复杂的能力，以探索和进行更复杂、更困难的手术。未来，远程手术机器人和虚拟／增强现实系统相结合，可以彻底改变资源欠发达地区患者的就医和治疗方式。考虑到神经功能的重要性、脑组织的脆弱性及损伤后难以恢复，再加上设备自主功能可能存在技术差错，需要进一步完善未来的手术机器人系统，需要更多的研究和技术开发，同时还需要考虑其在手术室应用时的安全性和合理的医疗成本。

（朱先理　王守森　译，魏梁锋　校）

第二章

脑血管和血管内介入外科机器人

Aria M. Jamshidi, Alejandro M. Spiotta, Joshua D. Burks, Robert M. Starke

在过去的几十年中，血管内介入治疗逐渐成为脑血管病的主流微创治疗方法，与传统开颅手术相比，它可以更快、更安全地完成治疗。血管内介入治疗方式包括弹簧圈填塞、栓塞、支架置入和最近出现的机械取栓术，并已成为大多数脑血管病变的标准治疗方法。与经典的开颅血管重建手术相比，这些技术改善了临床预后，极大地降低了致残率和死亡率。

随着治疗理念的进步，机器人的应用已经同时在许多外科亚专科中得到迅速发展。对比人类，手术机器人在灵巧性方面有以下固有的优点，包括抗疲劳、抗震性、更大的轴向运动范围，以及执行毫米级精细运动的能力，这些优点有助于机器人在狭窄局限的体腔内应用自如。例如，达芬奇手术系统作为一种商业多用途的机器人设备，无可争辩地获得了比传统开放术式更加优异的疗效，已经普遍应用于泌尿外科手术。机器人更容易通过小切口进行高精度的手术操作，最终改善了临床疗效，减少了瘢痕组织形成，减轻了疼痛，减少了出血，并从整体上缩短了患者的康复时间。

机器人辅助手术也有利于减轻外科医生的疲劳，降低医生的体力消耗。医生通过遥控操纵机器人来进行手术，即使与训练有素的外科医生双手相比，其稳定性也是无可比拟的。机器人技术的进步已经给一系列外科手术带来重大影响，不仅仅是在神经外科方面。

美国 FDA 批准了一系列用于神经外科的机器人设备，包括用于脊柱手术和癫痫监测的 ROSA 机器人（印第安纳州华沙市捷迈邦美公司，美国）、用于脑皮质下外视镜手术操作的 Modus V 机器人（多伦多市 Synaptive 医疗公司，加拿大）和 Renaissance 手术导航机器人（凯撒里亚市 Mazor 机器人公司，以色列）。

虽然业界对使用机器人改进神经外科手术的兴趣在不断增加，但关于机器人在脑血管和血管内介入手术中作用的报道与数据仍然有限。随着用于动脉瘤治疗的瘤内栓塞材料及血流导向装置的发展，该领域的临床技术也在迅速发展，采用机器人技术具有很大的潜力。本章对机器人在脑血管和血管内介入手术的现状进行全面回顾，并讨论这个扩展领域的未来方向。

一、医用机器人的分类

文献中通常从技术设备和人机交互这两方面来讨论医用机器人。从技术角度可以将医用机器人分为以下两种类型：被动效应机器人或主动效应机器人。被动效应机器人遵照外科医生的指示进行手术操作，其行为目的是将器械送达预先指定的位置，有助于改善对预定目标的手术操作精度。相比之下，主动效应机器人通过完成更复杂的操作，在机器人手术中发挥了更精细、更关键、更前沿的作用。虽然这种机器人具有更大的自主权，但外科医生仍然需要监督整个手术过程，并且必要时进行干预。

医用机器人可以根据外科医生 - 机器交互方式进一步分类：监督控制、遥控和共享控制系统。监督控制机器人是遵循外科医生预先选择的特定动作进行工作的可编程机器，一旦制订了预先计划的动作，机器人可在监视下自动完成这些动作。遥控机器人也称为主 - 从系统，由外科医生通过手术模块直接控制。外科医生通常通过力反馈操纵杆（主控）向命令控制台实时输入指令，手术机器人操作器（从属）则忠实地执行行动。越来越受欢迎的达芬奇手术系统（加利福尼亚州桑尼维尔市 Intuitive Surgical 公司，美国）就是主 - 从遥控系统的典型例子。最后，在共享控制系统中，外科医生与机器人共享手术器械的控制权，外科医生和机器人协同行动，外科医生保持完全的控制，而机器人实时提供"稳定的手"进行手术操作。

二、脑血管介入机器人技术的发展

用于脑血管和血管内介入治疗的机器人仍处于起步阶段。虽然有些技术比其他技术经历了更复杂、更全面的测试，但仍有一些处于试验阶段，并不能代表当前的医疗标准。然而，本文对当今前沿技术的讨论代表了那些极富临床前景的发展方向。

1. 脑血管造影　目前已有多个学术团队使用机器人进行诊断性脑血管造影。Murayama 等是最早采取机器人辅助血管造影的先驱者之一。2011 年，他们开始使用多轴机器人 C 臂和手术台，采用了八轴设计，故具有灵活的工作位置。该系统可形成三维血管造影图像，通过曲折的脉管系统创建精确影像，用于引导导管前行。灵活的 C 臂还可以将血管内治疗快速转换为开放手术，且无须重新定位。他们使用机器人脑血管造影成功地进行了 501 次手术，包括很多血管内手术，如术中血管造影和弹簧圈栓塞术。

同样，Lu 等也报道了一种机械推进的主 - 从机器人系统，该系统与由外科医生遥控的三维图像导航系统整合，顺利地完成了 15 例患者的脑血管造影，且无并发症发生。该报道表明，远程遥控操作导管应用于脑血管疾病诊治是可行的，同时还可减少医生和工作人员的辐射暴露。

此后，Sajja 等发表了使用 CorPath GRX 机器人辅助平台(沃尔瑟姆市 Corindus 公司, 美国) 进行 10 例血管内介入手术的结果，该系统是最初设计用于介入心脏病手术的 CorPath 200 系统（沃尔瑟姆市 Corindus 公司，美国）的升级产品。其中 7 例患者接受了择期的诊断性脑血管造影，另外 3 例接受了颈动脉成形术和经机器人支架置入术，无并发症发生。然而，其中 3 例由于存在术前未发现的主动脉"牛型弓"，故在诊断性造影中临时转为人工操作。该研究中使用的 CorPath GRX 介入机器人辅助平台（图 2-1）由遥控医生单元（图 2-2）和床边单元组成。床边单元包括关节臂、机器人驱动器和一次性使用导管仓（图 2-3）。导管仓实时执行医生遥控指令以操纵设备。该系统允许单手操作导丝、球囊或支架导管，另一只手操作自动造影剂注射器。

该研究表明，可以在脑血管造影时采用遥控方式控制和引导导管，并且有望在不久的将来用于偏远地区的急性卒中治疗。

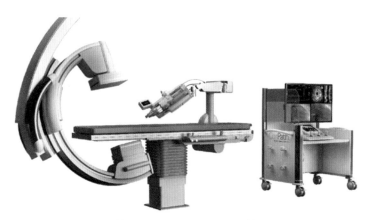

图 2-1　CorPath GRX 系统

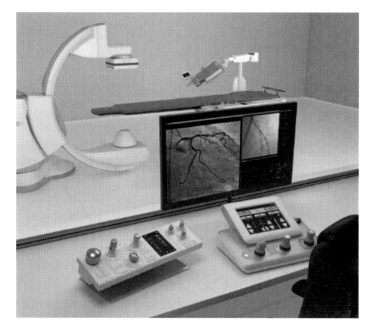

图 2-2　CorPath GRX 系统的控制台

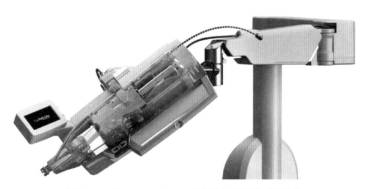

图 2-3　CorPath GRX 系统的机械臂和导管仓

　　2. 机器人颈动脉支架置入　虽然用于冠状动脉和外周动脉的血管内介入机器人是一个快速发展的领域，但目前其在脑血管（包括颈动脉）中使用的经验和数据尚不多。Nogueira 等首先发表了对 4 例重症颈动脉狭窄病例成功实施机器人辅助颈动脉支架成形术的报道。作者指出，所有患者均取得了技术上的成功，手术解除了局部血管狭窄，且没有发生并发症。

3. 机器人弹簧圈填塞　除诊断性脑血管造影和颈动脉支架成形术外，机器人技术在脑血管介入治疗中的应用一直很有限。然而，Pereira 等最近发表了第一篇关于机器人辅助动脉瘤介入手术的报道，作者使用支架辅助弹簧圈栓塞治疗了一例大型基底动脉动脉瘤。所有的颅内操作步骤包括支架放置和弹簧圈填塞，都是在 CorPath GRX 系统的协助下完成的。术后两周的 MRI/MRA 随访影像显示，动脉瘤完全消失。该报道是脑血管介入治疗的一个具有重要意义的里程碑，为遥控介入机器人治疗脑血管疾病打开了大门。

4. 机器人辅助显微手术　手术显微镜是脑血管介入医师的治疗设备之一。最近，人们已经开发并评估了用于神经外科手术的机器人自动导航手术显微镜。Bohl 等使用机器人自动导航显微镜治疗脑动静脉畸形和海绵状血管畸形。该显微镜有几个先进的功能，包括与神经导航软件同步的能力，使显微镜可自动移动到设定的手术计划路径上，并在整个手术过程中以预设的特定焦距，锁定于手术计划所设定的多个靶点。该前瞻性研究共纳入了 20 例患者，其中 9 例为血管性病变。在所有病例中，新软件界面的设置时间都不到 1 分钟。作者发现，机器人控制的显微镜抵达手术平面准确、可靠且实用，尤其是对于深部病变。

同样，Belykh 等测试了一种具有新型用户控制功能的机器人可视化平台，称为 Zeiss Kinevo 900（卡尔蔡司股份公司，上科亨，德国），并利用它在动物模型上进行解剖分离操作以模拟手术入路。他们发现，机器人提高了视觉成像的清晰度，改善了术中荧光可视化，具有更好的人体工程学设计，提高了术中舒适度，并可对手术解剖操作的教学产生积极影响。虽然目前此类研究仍处于起步阶段，但机器人显微镜导航技术安全可靠，并且有可能提高手术效率。

5. 内镜下动脉瘤夹闭手术　Kato 等发表了他们开发的多节段蛇形机器人内镜的初步结果，该机器人内镜应用于动脉瘤手术夹闭时，不仅具有广角视野，而且内镜末端为柔性，可在术野中弯曲以利于观察。在这项体外研究中，作者发现机器人内镜可以让外科医生在不移动其他重要的神经血管结构的情况下，检查动脉瘤周围和后方，从而确保夹闭的安全性并评估动脉瘤夹的位置，以尽量减少动脉瘤再破裂的风险。该技术在体内的临床应用可能会对一系列脑血管疾病的治疗（包括动静脉畸形和复杂动脉瘤）产生重大影响。

三、现有技术在神经血管领域的应用前景

尽管用于心脏和外周血管介入的外科机器人辅助技术取得了一些进展，但美国 FDA 批准用于脑血管介入治疗的机器人平台（表 2-1）尚未成为主流，有待进一步推广。Britz 等于 2020 年报道了一项临床前研究，该研究使用体外模拟动脉瘤内血流的模型和活体麻醉猪评估了 CorPath GRX 机器人辅助系统在各种常见的神经血管手术中的超适应证使用情况。试验开始时，在两种模型猪中相当于颈总动脉的位置手动插入导引导管。此后，使用机器人辅助将 0.014 英寸（1 英寸≈2.54 厘米）导丝和 2.4F/1.7F 微导管、裸金属支架和弹簧圈，分别置入颈外动脉、颈内动脉及后循环。在所有测试中均成功地完成了微导管到位、支架释放和弹簧圈填塞等操作，没有发生技术性并发症。值得注意的是，在术后血管造影中没有发现造影剂外渗、夹层或血栓形成。该研究首次证明，使用机器人辅助平台进行神经介入治疗安全可行。

表 2-1　美国 FDA 批准的用于心脏介入治疗和脑血管病介入治疗的机器人

机器人系统	制造商	应用范围	应用目的	分类
CorPath GRX 机器人系统	Corindus	心脏和外周血管	在介入手术过程中操纵导丝和导管	主 - 从系统
Niobe 磁导航系统	Stereotaxis	心脏	通过磁导航，将导管超选到冠状动脉中的目标位置	主 - 从系统
Magellan 机器人系统	Hansen Medical	心脏和外周血管	通过在外周血管遥控导航，将可变方向的多向导管送达目标	主 - 从系统
Sensei 机器人系统	Hansen Medical	心脏	将导管送达目标冠状动脉，用于对复杂心律失常进行介入治疗	主 - 从系统

随后，Desai 等于 2020 年报道了使用 CorPath GRZ 机器人辅助系统栓塞两只麻醉猪颅内畸形动静脉的结果。在将导管手动置入颈总动脉后，机器人系统将 0.014 英寸导丝和 2.4F/1.7F 微导管超选到咽升动脉（APA）的"奇妙血管网"（"奇妙血管网"是一种小而致密的血管网络，由复杂的彼此平行的静脉和动脉构成，静脉血和动脉血以相反的方向循环，常作为动静脉畸形的动物模型——译者注）。栓塞前 APA 造影显示了该血管网的染色，将其作为动静脉畸形的替代模型，然后将二甲基亚砜注入微导管。在建立影像路图后，使用 Onyx 栓塞畸形动静脉。作者报道称，所有 4 个动静脉畸形模型均被闭塞，没有相关的血管损伤或其他并发症。

对 Niobe 磁导航系统和定位系统（图 2-4，图 2-5）及 Sensei 机器人介入操作系统（图 2-6）的研究表明，机器人在脑血管介入手术中具有潜在的广泛应用前景。通过外科机器人进行的毫米级操作，可以在纤曲复杂的颅内血管中，精确地引导微导管。不仅可以进行血管造影，还可以通过机器人置入弹簧圈、支架和栓塞剂，这对于远程培训、监督和进行手术操作，是令人鼓舞的消息。

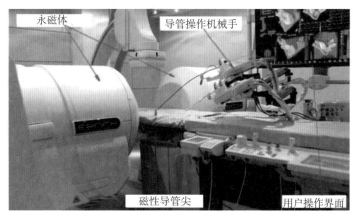

图 2-4　NiobeVR ES 磁导航系统

引自：Hu X, Chen A, Luo Y, Zhang C,Zhang E. Steerable catheters for minimally invasive surgery: a review and future directions. Comput Assist Surg（Abingdon）. 2018;23（1）:21–41.（根据 CC-BY 许可证从"开放访问"来源获取）

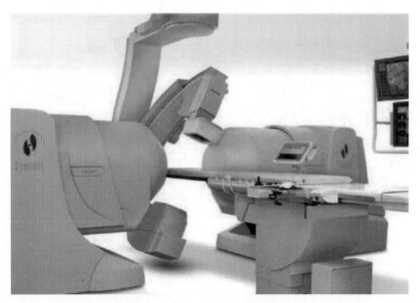

图 2-5　Niobe 定位系统

引自：Beasley RA. Medical robots: Current systems and research directions. J Robot. 2012;2012:1–14.（根据CC-BY 许可证从"开放访问"来源获取）

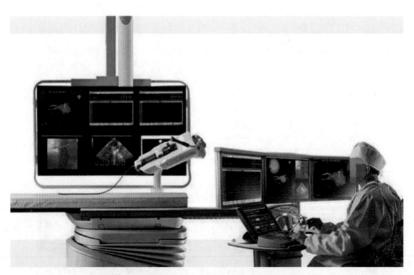

图 2-6　Hansen Medica 的 Sensei X 系统

引自：Beasley RA. Medical robots: Current systems and research directions. J Robot. 2012;2012:1–14.（根据CC-BY 许可证从"开放访问"来源获取）

四、讨论

机器人辅助的脑血管和神经介入手术。

1. 优点　机器人辅助神经介入手术可以精确地控制操作过程并准确地置入介入材料，为患者提供更好的安全保障，还能消除由于术者生理震颤引起的微小抖动，从而可以更好地对导丝和导管进行控制和导引。手术操作团队也避免了辐射暴露和其他职业危害。

减少电离辐射暴露可以降低介入医师发生癌症、晶状体混浊和动脉粥样硬化的风险。遗憾的是，目前仍然没有关于累积辐射暴露对健康长期影响的数据。然而，RELID（晶状体损伤和剂量的回顾性评估研究）研究证明，介入医师的白内障型晶体混浊发生率比年龄相仿的对照人群高出 3 倍。机器人辅助介入还可以减少长期穿着辐射防护服导致的肌肉关节劳损，避免因此导致的永久性骨关节损伤。

可以开展远程介入手术是血管内介入治疗机器人最具临床意义的创新之一。有文献报道，术者通过遥控手术机器人，为 30 多千米外的 5 例患者成功施行了辅助经皮冠状动脉介入治疗。如果将这种治疗方法用于脑血管疾病，特别是急诊机械取栓术，那么可能导致急性缺血性卒中的治疗发生革命性改变。开展远程介入手术能缩小偏远地区在专业水平方面的差距，提高偏远地区患者缺血性卒中的救治速度。

外科机器人辅助系统的其他优点还包括可操控性更强、更为精确。一旦接近目标靶点，介入机器人能以极其稳定的亚毫米级运动执行手术操作。血管内介入治疗机器人是最具有临床意义的创新之一，能够遥控完成介入手术。

2. 缺点　将机器人整合到脑血管和神经血管介入治疗中并非没有潜在的缺点与并发症。首先，成本是任何新技术应用的主要制约因素之一。先进的机器人系统开发、制造和维护成本高昂，而将这些技术整合到临床则需要对医院和医疗健康网络进行大量投资。此外，对使用新型机器人系统的外科医生和工作人员的培训可能既漫长又艰巨，通常涉及陡峭的学习曲线。新技术的引入还可能改变介入手术室的工作流程，特别是各种急诊处置。尽管远程控制机器人介入单元可以最大限度地减少外科医生的辐射暴露，但是在特殊的急诊情况下，将患者从血管介入治疗室转运过渡到开颅手术室时，发生丝毫的延迟都可能会对患者造成严重后果。

虽然机器人辅助脑血管介入手术已初见曙光，但是，需要认识到的很重要的一点是，当前的介入机器人系统是为心血管介入和外周血管介入而设计的。因此，这些平台并不特别适合于复杂的颅内血管介入手术，包括安全地操控携带微导丝的同轴系统和其他微导管的能力。尽管在过去 10 年中，机器人的应用取得了许多进步，但在神经介入手术的关键步骤中可能还需要转换为人工手动技术，如放置颈动脉支架和"牛型弓"的弓上血管导管超选。这些问题对该技术在当前发展状态下是否适合进行这些常规手术操作提出了质疑。

最后，机器人辅助介入手术最重要的缺陷是缺乏触觉反馈，这对于执行精细操作至关重要。术者在血管内操作中需要依赖这种触觉反馈，它对于安全地进行颈动脉支架置入和弹簧圈栓塞至关重要。经验丰富的介入医生依靠触觉感知来确定何时该用力将材料推送到预定的着陆区，或者被推送的材料是否以同步方式移动。尽管机器人在辅助神经介入手术方面取得了许多进展，但缺乏触觉反馈仍然是处理纡曲复杂的颅内血管的关键制约因素。因而，在支架置入、弹簧圈栓塞和诊断性血管造影期间，使用操纵杆控制和触摸屏控制机器人可以更好地控制细微运动操作，从而在一定程度上减轻这些缺陷。期望在未来推进的持续革新和发展中，介入机器人能具有触觉反馈。

目前用于脑血管和神经介入治疗的机器人技术优缺点如表 2-2 所示。

表 2-2 目前在脑血管介入治疗中使用的机器人优缺点比较

作者	研究类型	技术方式	优点	缺点
Sajja 等	临床	主 - 从导管引导	精确控制微导管并置入支架 避免辐射暴露	需要人工建立穿刺通路
Liu 等	临床	主 - 从导管引导	减少辐射暴露 自动完成操作过程 安全	对机器人和手术台的设置较为复杂
Murayama 等	临床	机器人 DSA 系统	实时三维旋转影像 易于从介入手术转为开颅手术 可应用于多种不同的神经外科手术 增进安全性	须仔细监测术中辐射剂量 比常规双平面系统旋转速度更低 费用较高
Kato 等	实验	多节段蛇形机器人	比常规内镜的头部具有更好的柔软性和更多的观察方位 观察视角可达 180°	仅有活体试验，尚未应用于临床
Bohl 等	临床	自动导航手术显微镜	软件应用便捷 可应用于多种神经外科手术 安全	仅有单个医生对少量病例的主观评价

注：DSA. 数字减影血管造影

五、展望未来

随着脑血管介入治疗机器人应用的不断增多，在产品技术的设计、开发、校准和测试时需要考虑许多因素。必须在外科医生控制手术操作和机器人自主性之间取得平衡，以便安全地整合、利用和应对不断变化的术中状况。虽然机器人辅助设备可以提高准确性、精确度，减轻术者操作疲劳，但它们目前还不能像人类那样可以根据既往培训、积累的经验和反思做出实时、挽救生命的决断，尤其是在像神经介入这种高技术、高风险的领域。

值得注意的是，在这项技术成为主流之前，对其进行进一步的研究和改进至关重要。对机器人辅助外科手术的担忧，包括其系统的复杂性，术者通过操纵杆进行手术而不是对导管的直接操作，以及需要额外的设备操作时间，虽然这可以通过更严格的强化培训和积累的使用经验来进一步弥补。创新性的机器人辅助介入手术可提高脑血管手术的质量并推动其普及（如急性脑卒中的机械取栓术），该机器人的应用前景巨大。

六、结语

脑血管手术机器人技术是一个仍处于初级阶段的新兴领域。随着手术技术和跨学科协作的不断进步，机器人技术有机会和潜力去推动神经介入手术发生重要的改变。正在开发的脑血管和血管内神经外科技术包括机器人辅助弹簧圈置入、脑血管造影、机器人导航显微镜和内镜下动脉瘤夹闭等。随着该学科的不断发展，我们必须以更谨慎、全面和公正的方式探索前行，更加注重对患者的医疗护理、安全性和有效性。

（洪景芳　译，魏梁锋　朱先理　校）

第三章

立体定向神经外科机器人

Mohammad Maarouf，Clemens Neudorf

自 20 世纪初立体定向神经外科建立以来，如何准确、可靠地抵达颅内靶点进行手术治疗一直困扰着神经外科医生。Horsley 和 Clarke 在 1908 年提出的最初的靶点定位方法是依靠骨性标志来定位脑深部结构，将这种方法应用于动物上的准确性已获得证明。然而，将其应用到人体时却存在严重的变异，最终导致对人脑实施立体定向手术时的准确性不足。Spiegel 和 Wycis 在这些最初的靶点定位方法基础上引入了 X 线成像技术制订手术计划，并在 1947 年设计了由他们自己开发的立体定向装置，这也预示着影像引导的立体定向时代的到来。他们通过气脑造影术和后来的脑室造影术显示第三脑室，然后间接定位基底神经核及其相关的神经通路，最终成功进行了首次安全且准确的人脑深部手术操作。他们的技术成功也可以通过当时相对较低的手术死亡率（2%）来反映。这也促进了 Spiegel-Wycis 立体定向系统的广泛应用，推动了神经外科立体定向技术的进一步发展。1948 年，Lars Leksell 访问了美国费城坦普尔医学院的 Spiegel 和 Wycis，回来后设计出第一个基于"极坐标系"的弧形中心立体定向装置，该框架的空间坐标象征着半圆弧的中心，因此能将手术探针自半圆弧上沿任何角度可靠地置入脑深部结构靶点。在随后的几年里，许多其他团队也设计出另外一些立体定向系统，如巴黎的 Talairach、德国的 Riechert 和 Mundinger，以及美国的 Bailey 和 Stein。

随着神经影像学技术的进步，尤其是 CT 和 MRI 的应用，科学家建立了通过可靠的参考标志点计算靶点坐标的基准系统，影像引导的立体定向手术为诊断和治疗颅内病变提供了更新、更微创的手段。近年来，立体定向手术迅速发展，其应用范围逐步扩展到运动障碍、癫痫、精神疾病、疼痛和神经系统肿瘤等领域。然而，随着适应证范围的扩大，手术更加复杂，外科医生对手术系统精确性和可靠性的要求也随之增加。这在一些复杂的临床操作，如在立体定向脑电图（SEEG）中体现得尤为明显，该手术需要在同一名患者颅内置入多达 10 ～ 20 个记录电极。在此类手术中，立体定向框架坐标的计算和转换非常烦琐，且容易出现人为失误和机械误差。此外，手术时间也随着操作复杂性的增加而急剧延长，手术风险增加，并发症的发生率也大大增加。

目前机器人逐步替代传统定向装置，正在成为快速、准确、可靠的手术设备。自 1985 年问世以来，机器人手术系统不断发展完善，即使不能超越传统的定向系统，也能达到同样的精度。因此，机器人手术系统在世界各地的手术室中迅速推广，并成为复杂立体定向手术的主流，如肿瘤活检、脑深部电刺激、放射外科、立体定向脑电图、脑室内置管和激光消融手术。虽然出现过多种手术机器人原型，但迄今为止只有少数几个获得 FDA/CE 的批准并应用于临床。

早期机器人立体定向系统：机器人在立体定向手术中的第一次应用可以追溯到 Kwoh 等于 1985 年使用工业机器人 PUMA 200（晋费菲孔 Staubli 公司，瑞士）进行脑活检手术。PUMA 200 最初用于汽车工业，它是一种具有 6 个自由度的单臂机器人，包括一个连接器和一个执行器。将机器人连接到 CT 上，用立体定向框架固定患者头部，机器人接收 CT 影像并根据影像数据计算出手术穿刺路径计划后，沿预定的手术路径将活检套管对准病灶并自动插入，然后临床医生通过穿刺套管取出组织进行病理诊断。在进行首次手术后，因为某些技术限制和各种安全性问题，PUMA 200 不再用于外科手术。然而，事实证明机器人辅助定向手术是可行的，并且在早期应用时就取得了成功，这为开发专门用于神经外科的手术机器人系统奠定了基础。

经过数年曲折的发展，NeuroMate（雷尼绍 Integrated Surgical Systems 公司）在 1997 年成为第一个获得美国 FDA 批准的神经外科手术机器人，也是第一个商业化的机器人手术系统。它提供了基于框架和无框架两种配准注册方式。使用该型机器人辅助脑干活检的系列病例报道称，首次穿刺获得明确病理组织学诊断的成功率达 86%。出现一过性和永久性神经功能障碍者分别占 13% 和 6%。该机器人也用于松果体区组织活检，诊断率可达到 99%，一过性并发症发生率低至 6%。2005 年，首次报道了在癫痫术前评估中使用 NeuroMate 机器人辅助 SEEG 电极置入，这也成为机器人手术的另一个里程碑事件。这项纳入 211 例患者的回顾性研究中，有 17 例患者成功置入了 42 个电极。

目前的立体定向机器人：当今的机器人系统能够以极高的精确度和可靠性自动进行立体定向手术，并迅速成为各种复杂立体定向手术的主流方法，如脑深部电刺激、立体定向脑电图和立体定向激光消融 /MRI 引导的间质激光消融（MRgLITT）。

目前有几种已经获得 FDA/CE 批准的立体定向手术机器人，包括 NeuroMate 机器人系统（雷尼绍公司）、ROSA ONE 脑科机器人平台（捷迈邦美公司，美国 / 蒙彼利埃 MedTech 公司，法国），以及 Stealth Autoguide 颅脑机器人导航平台（美敦力公司，美国）。

下文将探讨使用机器人进行立体定向神经外科手术的主要应用范围。

一、机器人辅助立体定向脑深部电刺激

脑深部电刺激（DBS）是各种运动障碍和精神疾病的有效治疗方法。DBS 手术是将电极置入脑深部神经核团，并对其进行电刺激。因为该手术的临床疗效与恰当的电极位置密切相关，所以电极置入的精准度至关重要。研究表明，电极侧向偏差 ≥ 1.40mm 可能引起电流扩散到周围脑功能区，导致疗效下降并产生电刺激相关的副作用，从而无法有效进行长期持续的电刺激治疗。

虽然方向性刺激电极的出现可以纠正轻微的电极位置偏差并扩大电刺激治疗窗，但 Steigerwald 等仍然强调，使用这种新型电极"绝对不能成为降低手术标准和电极位置精准度的借口"。因此，在 DBS 领域，准确置入刺激电极是治疗成功的关键。

欠准确的 DBS 电极置入，不仅难以获得理想的临床疗效，而且可能因无法获得理想的术中测试结果而大大延长手术时间，从而对手术中患者的舒适度和医疗安全产生不利影响，增加术中并发症的风险。鉴于患者在术中测试过程中通常是清醒的，长时间的手术可能给患者带来很大的困扰和精神压力，使患者的配合度受到影响，从而无法获得满意的术中测试结果。

机器人辅助 DBS 手术有效地整合了手术工作流程并提高了手术准确度，从而可能提高手术效果，同时缩短手术时间。在接下来的部分，我们将介绍本中心自 2015 年起，使用最常用的立体定向机器人之一 ROSA 机器人（捷迈邦美公司，美国 / 蒙彼利埃 MedTech 公司，法国）联合 O'arm（明尼阿波利斯美敦力公司，美国）进行手术的经验。ROSA 机器人的主要特点是其具备 6 个自由度的机械臂，并整合了触觉反馈系统，术者可以在术中手动调整机械臂。此外，机器人也可在医生的监督下独立进行手术操作。

1. 机器人辅助立体定向手术计划制订和手术步骤　术前使用 1.5T MRI（飞利浦有限公司飞利浦陀螺扫描仪，贝斯特，荷兰）进行冠状位、轴位及三维扫描。手术当天，在患者头部安装 Leksell-G 立体定向架（斯德哥尔摩市医科达公司，瑞典）后，进行轴位增强 CT（埃朗根西门子公司，德国）扫描，CT 扫描参数为矩阵 512×512、视野 300mm、层厚 1mm、球管电压 100kV、球管电流 350mA、卷积核 H31s。然后使用机器人手术计划软件 Rosanna v2.5.8.（MedtTch 公司，蒙彼利埃，法国）将 CT 影像与 MRI 影像进行图像融合及立体定向变换，制订 DBS 手术计划。靶点验证完毕后，将手术计划传输给 ROSA 机器人，利用机器人的触觉反馈系统进行基于立体定向框架的配准注册。配准注册时的误差必须低于 0.40mm，否则需要重置机器人系统并重新注册。完成注册后，用未灭菌的探针或机器人的激光点在双侧头皮穿刺点做标记。常规备皮消毒，铺无菌巾，以该标记点为中心切开头皮，双侧颅骨钻孔。在电极置入阶段，ROSA 机器人首先将机械臂与预计划路径配准后，瞄准目标靶点，重要的是它会根据所需要置入电极的长度将机械臂移动到与目标靶点相适应的位置，然后置入套管针。拔出针芯后，外科医生通过套管针手动置入电极。一旦电极到达预定靶点，即在术中使用 O'arm 平板 CT（明尼阿波利斯美敦力公司，美国）确认电极位置的准确性（图 3-1）。待术中临床疗效测试满意后，利用固定装置将电极锁定在颅骨上，然后用同样方法置入对侧电极。

2. 机器人辅助立体定向 DBS 手术的准确性和手术效率　为了评估机器人辅助 DBS 手术的疗效，作者将 ROSA 机器人与传统立体定向系统，即改良 Riechert-Mundinger（RM）立体定向仪（埃门丁根 Inomed 公司，德国）进行比较。研究共纳入 40 例机器人辅助 DBS 和 40 例采用传统立体定向方法进行 DBS 手术治疗的难治性运动障碍和精神疾病患者。为了确保两组病例之间的可比性并减少患者基本资料所造成的潜在偏倚，作者在年龄、性别、基础疾病、DBS 靶点和置入电极数量方面对两组病例进行了匹配。

所有 80 例患者均成功完成手术并置入 160 个电极，没有出现颅内出血和电极移位等并发症。比较术后电极位置与预计划路径的偏差，发现采用传统 RM 立体定向仪进行 DBS 手术的平均径向误差为（1.11 ± 0.56）mm（范围：0.10 ～ 2.90mm），ROSA 机器人辅助 DBS 手术的平均径向误差为（0.76 ± 0.37）mm（范围：0.17 ～ 1.52mm）（图 3-2）。两组之间的差异有统计学意义（$P < 0.001$），研究结果表明，与机器人辅助 DBS 手术组相比，传统

RM 手术组术后电极位置的总体偏差更大。综上所述，研究结果表明，机器人辅助 DBS 手术有以下特点：①比传统立体定向手术更准确；②手术过程具有更好的一致性。我们的结果与之前报道的使用机器人基于框架注册进行 DBS 手术后电极位置准确性的研究结论一致。Lefranc 等使用 ROSA 机器人基于 Leksell G 框架注册进行 DBS 手术，报道的平均径向误差为（0.81±0.39）mm。同样，Li 等使用 NeuroMate 机器人基于 Fischer 框架（密苏里州因皮里尔市 Fischer Surgical 公司）注册进行 DBS 手术，其靶点误差值为（0.86 ± 0.32）mm。

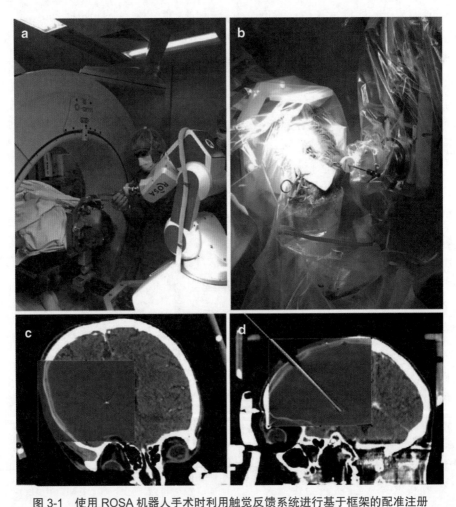

图 3-1　使用 ROSA 机器人手术时利用触觉反馈系统进行基于框架的配准注册

a、b. 机器人辅助下的立体定向活检手术；c、d. 术中通过 O'arm 平板 CT 扫描，分别经垂直方向和平行电极方向验证电极位置

两种不同方式的手术时长差异有统计学意义，机器人辅助 DBS 手术平均时长缩短至少 1 小时。此外，在使用术中平板 CT 进行电极位置验证的过程中，由于没有机械导向装置所带来伪影的影响，机器人辅助 DBS 手术的图像质量有极大的改善。这在用传统框架进行 DBS 手术时是无法避免的，其在术中 CT 扫描验证电极位置时难免会产生更多的金属伪影（图 3-3）。重要的是，因为机器人辅助 DBS 手术时使用术中 CT 扫描时金属伪影较少，我们可采用较低的 CT 扫描条件，从而减少患者头部的辐射剂量。

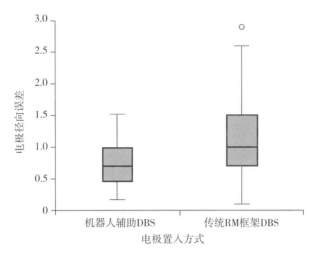

图 3-2　机器人辅助与传统立体定向框架进行 DBS 手术置入电极位置的准确性对照

箱式图显示电极实际路径和计划路径之间的径向误差。两种方式置入准确度的差异有统计学意义（$P < 0.05$），采用传统 RM 框架置入电极位置的总体偏差更大。该引用获 Neudorfer 等许可（2018 年）

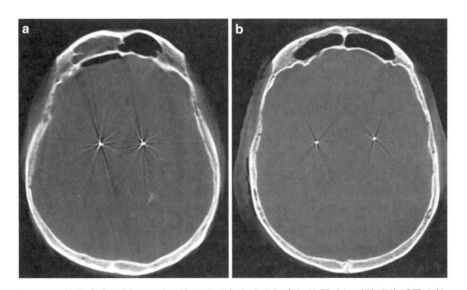

图 3-3　使用术中平板 CT 对两种不同手术方式进行电极位置验证时的成像质量比较

a. 采用传统 RM 立体定向系统进行 DBS 手术时，因框架和弧弓导致图像有明显的金属伪影；b. 使用机器人进行 DBS 手术时不依赖机械导向装置，因此可以有效地减少金属伪影。机器人手术时仅有两根连接固定立体定向框架和机器人的碳棒位于扫描范围内，这对图像质量的影响可以忽略不计。该引用获 Neudorfer 等许可（2018 年）

综上所述，我们的研究结果表明，机器人辅助 DBS 手术置入电极时在准确性和可靠性方面优于传统立体定向框架系统。在机器人辅助 DBS 手术中，从未出现过有临床意义的电极偏差。因此，机器人辅助 DBS 手术可以成为传统立体定向框架系统合适的替代方案。

二、机器人辅助立体定向手术用于癫痫的诊断和治疗

1. 传统的癫痫外科手术　癫痫外科手术是药物难治性癫痫的有效治疗方法之一。Wiebe 等在一项颞叶癫痫（TLE）手术的随机对照研究（RCT）中称，手术可使 64% 的患者停止抽

搐发作。因此，手术成为耐药性 TLE 的可选治疗方法。另一项有关 TLE 手术治疗的随机对照研究，即早期随机手术治疗癫痫试验（ERSET）表明，在应用两种抗癫痫药物正规治疗失败后 2 年内进行手术，可使 85% 的患者停止抽搐发作。此外，手术治疗组患者与健康相关的生活质量和社会化程度都优于药物治疗组。最近印度一项小儿癫痫手术 RCT 更进一步强调了对儿童癫痫患者进行手术治疗的重要性。

2. 致痫灶的确定　　大多数患者可以在术前采用无创方法确定致痫灶（EZ）。然而，在 25%～50% 的患者中，无法通过无创手段识别 EZ，因此必须借助颅内 SEEG。

机器人作为诊断和治疗癫痫的一种微创和高度准确的手段，已经得到了有效的应用。事实上，机器人具有自动化的工作流程，并且容易实施多个连续和非连续穿刺路径，使其能在有效保持准确与精度的同时，又大大缩短手术操作时间。

目前已有使用雷尼绍、ROSA 和 iSYS1 机器人置入 SEEG 电极的准确性的数据报道。一项关于不同置入方法准确性的荟萃分析表明，由于使用了不同的准确性评价方法，各研究之间存在显著的异质性。机器人辅助 SEEG 手术的入点误差中位数为 0.78mm，靶点误差为 1.77mm；而手动使用 Talairach 框架进行手术的入点误差中位数为 1.43mm，靶点误差为 2.69mm。SEEG 的并发症发生率很低。据报道，每位患者并发症总体发生率为 1.3%，相当于每置入 287 个电极发生 1 个风险，仅有 1% 的患者发生脑出血。

3. 机器人辅助 MRI 引导下激光间质消融术　　MRI 引导下的激光间质消融术（MRgLITT）是一种先进的治疗方法，它将带冷却小口径循环套管的激光间质热疗技术和无创实时监测组织温度的 MRI 热成像技术结合起来。在此方法的基础上，将机器人立体定向系统和 MRgLITT 联合使用，为外科医生提供了一种更加微创的对深部组织实施消融治疗的手段，可以应用于癫痫和神经肿瘤等亚专业领域。与基于框架或无框架定向系统相比，机器人辅助 MRgLITT 耗时更短、精度更高、可靠性更强。

目前，已有两个使用该技术的商业化平台可用于中枢神经系统，即 NeuroBlate（Monteris 公司）和 Visualase（美敦力公司）。在 MRgLITT 中，手术目的是对致痫灶进行彻底完全的消融，同时避免损伤周围正常结构和功能区。图 3-4 显示使用机器人辅助下 MRgLITT 手术治疗颞叶内侧癫痫（MTLE）的一例典型病例。Wu 等在 2019 年发表了第一个且是病例数最多的采用激光间质热疗（LITT）治疗 MTLE 的多中心研究结果，共纳入了 234 例患者并对治疗结果进行了长期随访。在 1 年以上的随访中［平均：（30±14）个月，12～75 个月］，58.0% 的患者疗效达到 Engel Ⅰ级，76.9% 达到 Engel Ⅰ级或Ⅱ级，且在术后 2 年内仍能持续维持该疗效，显示了该疗法的长期有效性。在一项非随机对照研究中，MRgLITT 治疗 MTLE 时与开颅手术相比，在抽搐发作的控制方面能达到同等效果，但前者作为微创手术，可极大地减少手术创伤。

此外，机器人辅助 MRgLITT 还具备许多优点，包括那些和微创技术相关的优点，如更小的切口和更短的住院时间。应用机器人辅助 MRgLITT 可降低开颅前颞叶切除术的并发症发生率及视野缺损的发生率，术后患者在命名和物体识别方面的神经心理功能损害的发生率也更低，患者的治疗体验明显改善。因此，与开颅手术相比，MRgLITT 在未来可能会得到更加广泛的应用。

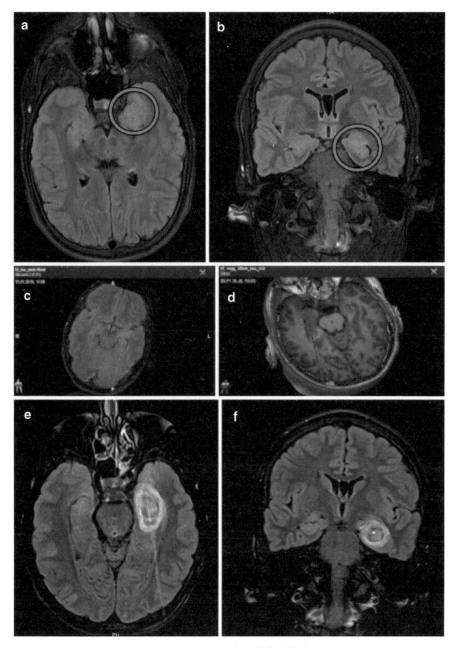

图 3-4　LITT 治疗颞叶内侧癫痫

患者术前 MRI T_2 加权像显示左侧海马硬化。a. 轴位；b. 冠状位；c、d. 规划穿刺路径，术后 MRI T_2 加权像显示 LITT 治疗后消融区；e. 轴位；f. 冠状位

三、机器人辅助立体定向脑活检

1985 年，Kwoh 等对一例 52 岁男性患者进行了脑内异常病灶的活检术，这是首例采用机器人辅助的立体定向脑活检手术。由于必须确保从肿瘤病灶中生物学最活跃的部分及与预后最相关的部分获取组织样本，在制订立体定向活检术前计划时，整合有关结构（MRI）和代

谢（PET）的影像数据非常重要，这样就可以将异质性胶质瘤的分级偏低、误诊和治疗不足的风险降到最低。因此，应该进行多靶点活检而使患者获益。为了准确而全面取出具有代表性的组织样本以进行详细的组织学和分子基因学诊断，脑活检成为机器人辅助立体定向手术的最佳应用，至今超过 500 例患者接受了这一手术。根据这一理念，目前所有商业化的立体定向机器人系统都可进行脑活检手术，迄今为止，成功使用 NeuroMate 和 ROSA 机器人进行脑活检手术的研究报道数量名列前茅。

Lefranc 等评估了 ROSA 机器人不同配准注册方式对准确性的影响，发现与基于体表标志的配准注册方式（1.22mm）相比，基于框架（0.81mm）和骨性标志（0.7mm）进行配准的准确性更高。此外，作者发现使用 MRI 作为参考影像的总体准确性较低，这可能是 MRI 影像的失真所致。

迄今为止，对于机器人辅助立体定向脑活检的诊断准确性，只有回顾性病例报道。Lefranc 等的研究是病例数量最大的几项研究之一，他们报道了 100 例使用 ROSA 机器人进行无框架立体定向活检，97% 的患者获得明确的组织学诊断，未见与手术相关死亡或永久性并发症发生。仅有 6 例出现了短暂的神经功能障碍。术后 CT 扫描发现 6 例存在病灶内或沿活检穿刺道的出血，但只有 2 例产生一过性临床症状。Zanello 等也报道了类似的结果，在 377 例患者中所获组织的病理诊断率高达 98.7%。

2018 年，Marcus 等对机器人辅助立体定向脑活检的相关文献进行了系统回顾和文献分析，纳入的文献中有 6 项研究采用 ROSA 机器人，2 项研究采用 NeuroMate 机器人，其余研究则使用其他机器人，各项研究的病理诊断率为 75%～100%。汇总分析的病理诊断率达到 95%，只有不到 1% 的患者在术后出现明显的血肿或永久性神经功能障碍。

四、展望

由准确、可靠、自动化的立体定向系统与神经影像和触觉反馈技术相结合而成的机器人手术系统，扩大了微创手术的应用范围。目前已发表有关机器人手术新适应证的首批报道，其中包括 LITT 治疗脑肿瘤和颅内转移瘤，对开颅手术难以抵达的脑囊肿实施机器人辅助立体定向引导下的分流手术，对裂隙状脑室进行机器人辅助下的脑室腹腔分流术和神经外科机器人辅助 Ommaya 囊置入术，对流增强药物输送导管置入的临床试验，以及机器人辅助立体定向碘 125 粒子置入以对脑肿瘤和转移瘤进行间质照射治疗（已提交临床试验）。

五、结语

大量研究表明，机器人辅助立体定向神经外科手术具有很高的准确性和可靠性，手术时间短、手术效果好、临床疗效满意。因此，机器人正迅速成为复杂立体定向手术的主流选择，如脑活检、DBS、SEEG 和 MRgLITT。机器人手术的应用正在不断拓展并接受临床评估，未来需要积累大宗的病例以进一步深入研究。

（吴贤群　洪景芳　译，魏梁锋　朱先理　校）

第四章

神经内镜机器人

Alba Madoglio, Elena Roca, Fabio Tampalini, Marco Maria Fontanella，Francesco Doglietto

神经内镜手术是神经外科中不断发展的领域之一，它也代表了微侵袭神经外科的一个重要方面。

早期的神经内镜仅用于脑室系统疾病的诊断和脑积水的治疗，因为它有景深不足、光学成像质量差和照明欠佳等方面的严重缺陷，所以神经内镜被搁置了几十年，这段"黑暗时期"一直持续到 20 世纪 70 年代。随着内镜成像能力的提升，手术医生对内镜下第三脑室底造瘘术（ETV）治疗梗阻性脑积水的兴趣又重新燃起。

哈罗德·霍普金斯（Harold Hopkins）和卡尔·施拖尔茨（Karl Storz）对神经内镜进行了关键性的创新，使其结构和功能得到改善，提升照明效果和应用高清晰度的光学技术使术中解剖细节更清晰地呈现，应用广角镜头增加对术野的观察视角。这些技术革新使神经外科医生能够看到原本隐藏在显微手术视野之外的区域（所谓"转角外视野"），并提供了全新的术中解剖感知。与传统开放手术相比，对视野进行更全面观察的同时手术更为微创，这也是内镜应用于神经外科的重要转折。

从那时起，神经内镜不仅用于治疗脑积水，还用于治疗脑室内肿瘤（活检、引流或切除）、颅底肿瘤、颅缝早闭、颅内囊性病变和某些罕见的脑积水亚型。神经内镜也可用于辅助几乎所有的神经外科手术（内镜辅助显微外科手术），尤其是动脉瘤和脑肿瘤。神经内镜对各种疾病的广泛应用表明了该技术在神经外科的巨大潜力。为了应对各种不同的临床疾病，在神经内镜技术方面也发展出适应不同手术要求和病变特征的专用器械。目前，临床医生可以根据具体情况和要求选择各种类型的内镜及相关的器材。神经内镜技术已在多方面，如脑室镜手术、内镜经鼻颅底手术、全内镜或内镜辅助显微神经外科中取得进展。

在过去的 20 年，神经导航系统和影像引导手术已经能向术者呈现内镜手术过程中物镜端的实时位置。通过影像引导手术和神经导航技术的结合，神经内镜有可能克服显微手术对术野观察的局限性，实时跟踪显示物镜端的位置和轨迹，降低内镜手术创伤并提高操作安全性。

在传统神经内镜技术中，如徒手持镜操作，或使用机械的或气动的内镜夹具固定镜体时，内镜在脑内的移动熟练度取决于神经外科医生的个人经验和技巧。术者手部的生理震颤、不经意的移动和方向感的丧失，都可以通过机器人内镜支架加以消除。这些潜在优势促进了机器人系统在神经内镜方面的研究和发展，以协助外科医生进行复杂的内镜手术。

本章回顾了神经内镜和已开发的临床前机器人，以及应用于颅脑内镜微侵袭手术的临床机器人解决方案。

一、神经内镜的应用领域

目前颅内镜手术包括 3 种：脑室镜手术、内镜经鼻颅底手术及全内镜或内镜辅助下颅底显微手术。

1. 脑室镜手术

（1）脑积水：ETV 是治疗各种病因引发的梗阻性脑积水最为广泛的方法。

手术成功率并非 100%，因为 25% ～ 40% 的患者需要在术后置入分流装置。ETV 除了应用于第三脑室底造瘘外，也被用于其他手术和其他形式的梗阻性脑积水，如透明隔中膜切开术、脑室开窗术，以及治疗中脑导水管狭窄的导水管成形术。

（2）囊肿和脑室内肿瘤：脑室镜手术包括囊肿开窗、肿瘤活检和肿瘤切除。大多数脑室内囊肿或肿瘤患者同时伴有脑积水，可采用 ETV 或透明隔中膜造口术治疗。Fukushima 等首次使用脑室镜进行肿瘤活检，联合神经导航系统可以最小化路径直达肿瘤位置，并对肿瘤组织进行直接清晰的观察。Somji 等对 30 项研究中近 2100 例脑室镜活检手术进行了荟萃分析，其诊断率达到 87.9%。虽然数据略低于开颅活检的结果，但脑室镜手术有明显的优势，如创伤小，并发症发生率和死亡率更低，以及在手术中可以同时对梗阻性脑积水进行治疗。

（3）下丘脑错构瘤：是一种罕见的先天性非肿瘤性病变，伴有顽固性癫痫、性早熟、人格障碍和认知障碍，并随时间逐步进展。切除病灶（致痫灶）或离断致痫灶播散纤维可使抽搐发作完全缓解（60%）或改善（90%）。立体定向引导内镜手术可有效地进行下丘脑错构瘤切除，尽管可能有部分残留。在大多数情况下，这类患者侧脑室和第三脑室大小正常，因此推荐使用影像导航辅助手术。

2. 内镜经鼻颅底手术　奥地利外科医生 Messerklinger 和 Stammberger 开创了一种革命性的新手术，并建立了功能性鼻内镜下鼻窦手术的概念，后来发展成为治疗蝶窦肿瘤的内镜下经蝶窦手术，近年来又发展成为内镜经鼻颅底手术（ESBS）。

（1）经蝶窦鞍区手术：内镜下经蝶窦手术是 20 世纪 90 年代末由匹兹堡的 Carrau 和 Jho 发展起来的，他们首先报道了这个手术，随后很快就有来自那不勒斯的 Cappabianca 和 De Divitiis，博洛尼亚的 Frank 和 Pasquini，以及欧洲和北美洲其他医学中心的学者报道。从那时起，随着高清晰镜头等新技术的进步，该技术得到了更深入的发展。

（2）内镜经鼻颅底手术：在过去的 20 年里，耳鼻喉科和神经外科医生的密切合作促进了内镜经鼻颅底手术的全面发展。由于经鼻内镜手术的复杂性，手术中需要双手同时进行解剖操作，并且发展出了双人四手操作技术，随着内镜应用于各种颅底病变手术，手术复杂性不断增加，手术时间也不断延长。

3. 内镜辅助下颅底显微手术　Perneczky 和 Fries 开创了内镜辅助显微手术的概念，在手术中内镜可以作为唯一的可视化工具，也可以与显微镜相结合，称为内镜辅助下显微神经外科手术。它结合了显微镜与内镜的优点，内镜可以改善照明、增加细节分辨率、显著扩大视野范围，显微镜则可清晰地呈现立体术野。在深而狭窄的解剖间隙中，显微镜视野有限且手术路径入口光通量减弱，具有不同视角的高清内镜可相当有效地补偿显微镜的缺陷。已有诸多报道称，在前颅底手术、颅后窝手术和动脉瘤手术中，神经内镜可作为显微镜的有力辅助。

内镜辅助技术也经常应用于微侵袭锁孔开颅的脑桥小脑角区（CPA）手术中。在微侵袭手术中，内镜的优点是可以通过减少软组织的牵拉而降低并发症发生率。Abolfotoh 等总结了在 CPA 手术中使用内镜的优点：①将手术视点进一步抵近颅内深部术野；②便于观察和切除显微镜下看不到的残余肿瘤。

二、神经内镜机器人技术

随着微创手术的诞生和发展，人们也在不断研发应用于神经内镜的机器人。机器人的优点在于保持术中操作具有更高的精度，消除术者或助手细微的手部震颤以提高图像的稳定性，减少手术团队的疲劳，增进手术器械的运动范围和自由度，可以对术者操作进行按比例缩放而提高操作精度，以及进行双手操作而减少术者对助手的依赖。

根据外科医生和机器人的交互方式将机器人系统分为 3 类（图 4-1）：第一类是通过监视 - 控制系统，由外科医生先对手术步骤进行规划和设置，然后让机器人在外科医生的监督下自动化地进行手术操作（图 4-1a）；第二类是通过遥控系统（主 - 从系统），由外科医生（主）遥控机器人进行操作（从）（图 4-1b）；第三类是手持式共享控制系统，由外科医生和机器人共同操作手术器械（图 4-1c）。

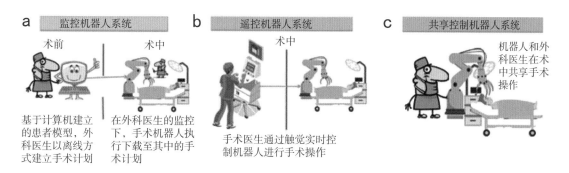

图 4-1　根据用户交互方式划分的三类机器人系统
a. 监视 - 控制系统；b. 主 - 从遥控系统；c. 共享控制系统

尽管已经有各种机器人应用于神经外科，但能应用于微创手术者尚为数不多。虽然已研发出了不同的机器人原型机辅助神经内镜，但目前只有少数应用于临床（表 4-1）。

1. 脑室内手术的机器人系统

（1）监视 - 控制机器人系统：轻型机器人（light weight robot，LWR）属于影像引导的监视 - 控制机器人系统，目前已有用于连接内镜的 LWR（器械支具）操作界面，其中器械支具有 7 个方向的自由度，即 LightWeight Ⅳ + 机械臂（Kuka Roboter），已在实验模型中进行了临床前应用测试。Niccolini 等研究了该装置在脑室引流术模型中的精度，机器人既可以自动执行操作，也可以在外科医生的手动模式（合作模式）下操作。在大多数情况下，机器人运动的平均精度达到了令人满意的水平，在穿刺 / 回抽步骤中，手动模式和自动模式之间的精度没有显著的差异。该研究结论支持手动和自动，以及二者相结合的控制模式。外科医生十分认同操作界面，初步测试可准确到达靶点。Niccolini 等总结认为，目前研究结果完全支持对该平台的进一步开发和评估。此外，他们强调在 ETV 器械的开发和评估上还应该进一步研究。

表 4-1 临床上应用于神经内镜手术中的外科机器人

名称（研发地）	控制类型	特征	手术类型（应用病例数）	典型研究报道
Evolution 1（什末林, 德国）	共享控制	6 轴 6 个自由度 [a] 内镜固定支具 操纵杆（遥控操纵）	ETV（6 例）	Zimmermann（2002～2004）
Neurobot（松本市信州大学医学院，日本）	遥控操纵	9 个自由度（3 组微动器械，每个均具有 3 个自由度） 三维刚性内镜	ETV（1 例）	Takasuna 等（2012）
–	–	EEA-TORS：可以在咽鼓管水平之下以 TORS 到达颅后窝 EEA：经鼻入路由术者进行（机器人的局限性）	EEA-TORS 入路(2 例)	Carrau 等（2013）
ROSA（Medtech, 蒙彼利埃，法国）	监控和共享控制	影像引导 6 个自由度 离线手术计划系统	下丘脑错构瘤(20 例)	Calisto 等（2014）
			ETV（5 例） 下丘脑错构瘤（24 例） 透明隔切开（2 例） 活检（8 例）	De Benedictis 等（2017）
			ETV（9 例）	Hoshide 等（2017）
i-ArmS（Denso robotics）	–	机器人为术者的前臂支架 具有三种模式：随动、固定、待命	ETSS（43 例）	Ogiwara 等（2017）
Endoscope Robot®（Medineering Surgical Robots, 慕尼黑，德国）	共享控制	7 个自由度联合机器人方案 内镜支具 脚踏板	ESBS（21 例）	Zappa 等（2021）

a 在这些手术中应用神经内镜模式，内镜运动仅限 4 个自由度
ROSA. 机器人立体定向辅助；ETV. 内镜下第三脑室底造瘘术；ESBS. 内镜经鼻颅底手术；EEA-TORS. 内镜经鼻入路 - 经口腔入路机器人手术；ETSS. 内镜经鼻蝶手术；TORS. 经口腔入路机器人手术；EEA. 内镜经鼻入路

（2）遥控手术系统（主 - 从）：Hongo 等介绍了关于 NeuRobot（日本松本市信州大学医学院）的 3 项研究，这是首个专门为锁孔手术设计的遥控机器人。他们的一项研究报道了微机器人系统，并介绍了尸体实验研究的初步结果（模拟第三脑室底造瘘术）。完整的系统由 4 个主要部分组成：微型机器人（从属机器人）、机器人支持装置、操作输入装置（主机器人）和三维显示监视器。它是一个单轴设计，直径约为 10mm，包含一个三维内镜和三套微操纵器，

每个都有 3 个方向的自由度（旋转、左右摇摆移动和径向前 / 后运动）。

Hongo 等证实 NeuRobot 适合于安全地进行复杂的外科手术操作，但他们认为这尚需要进一步研发以提高其可操作性。Takasuna 等也认同这一点，他们先在 3 个尸体头部模拟了 4 种不同的脑室内手术，然后进行了临床手术。对 1 名因中脑静脉血管瘤而导致得梗阻性脑积水的患者，安全地进行了第三脑室底造瘘术。尽管该系统可以在尸体研究和临床手术中执行相对简单的手术操作，但作者认为，在推广临床应用之前，还需对微机器人及其可操作性做进一步改进。

（3）共享控制系统：2002 年，Zimmermann 等经过临床前的解剖和精确性研究，介绍了他们在机器人辅助导航下行神经内镜手术的初步临床经验。2004 年他们首次展示了该机器人在导航下行 ETV 的临床经验。

Evolution 1（Universal Robot Systems, 什未林，德国）是模块化的机器人遥控操作系统，由外科医生通过操纵杆直接控制，它是基于 6 轴的 Stewart 平台再加上第 7 个 Z 方向的轴，通过该系统进行了两项研究测试。在他们的初步研究中，作者展示了 Evolution 1 作为内镜支架和定位装置的优势。该系统可以在重要区域内进行平滑缓慢的运动，并可立即停止而避免误伤。它使用安全, 但其活动范围仅 30° 大小，如果在内镜手术中镜体需要史大的活动范围(如脑室造瘘术 + 脑室内囊肿切开术)，这种局限性就变得很明显。后来，该机器人系统被改进为经鼻内镜手术。

（4）蛇形机器人：这是一种与上述形态完全不同的机器人，它用于进入脑血管等颅内深部空间而无须在手术路径上将内镜进行径向倾斜，因为如此倾斜内镜，会对路径通过的脑组织造成挤压和损伤。这些 "软轴" 或 "蛇形" 机器人系统包括同心管和 "腱索" 控制的器械；它们不再采用传统的长直刚性的连接臂，而采用灵活的弯曲节段，因此可以在具有所需灵巧性的同时，保持内镜在入路通道内平直而无须倾斜，终端手术器械在其内腔中灵活走行。

蛇形同心管机器人由几个各具不同灵活性的预弯同心管组成。可以通过动态变化对其终端器械进行操作控制，但存在材料弯曲、扭转、非线性本构效应、摩擦、运动滞后和关节连接缝隙等问题。Butler 等设计了机器人控制的柔性内镜相关的同心管系统。Kato 等研发的腱索控制的蛇形机器人也属于此类系统。既往研究表明，腱索控制机器人中的滞后效应可能由腱索的机械摩擦造成，由此引起终端器械姿势控制产生偏差。

Kato 等引入了前向运动映射（forward kinematic mapping, FKM）扩展，以克服机器人的滞后操作。扩展的 FKM 将肌腱中的张力映射到机器人的姿势，作为时间离散变量，并将既往的姿势修正为现在的姿势。在实验结果中，扩展的 FKM 可预测滞后操作的终端器械姿势，并提高了其准确性。

Rox 等报道了双臂同心管机器人系统。它由机器人、神经内镜和同心管机器人组成。该机器人使用一个组合式差动驱动器，并具有嵌入式电机控制电子装置和保障安全的冗余位置传感器。为了突出这个系统的特点，作者根据患者的 CT 扫描影像，在模型上模拟胶质囊肿切除手术。从操作性质上看，运用两个器械共同操作彻底改变了手术方法。特别是可以用 "双手" 对囊肿进行牵拉，使外科医生能够进行更复杂的手术操作而不再需要调整内镜的观察和操作角度。此外，通过从手动操作模式转换到机器人自动操作模式，所需的外科医生数量从两个减少到一个。作者认为，未来的工作方向是优化同心管的工作空间和内镜视野之间的重叠。

Gao 等报道了他们所研发的由 FTL（follow-the-leader）随动控制的蛇形机器人，并进行了 ETV 和内镜肿瘤活检术（ETB）的联合手术。

Wang 等开发了一种用于神经内镜检查的新型蛇形机器人鞘管，其中鞘管内含 2 个机器人手臂。它是一个双通道的偏心管机器人，两个连续臂通过通道输送。管子在近端旋转控制着鞘的形状，从而控制着工作的方向。从这个原型开始，作者建议通过增加如另一个可用于成像系统的手臂来扩展工作；然后 3 个活动管道将与标准的推 / 拉肌腱量相匹配。

2. 应用于经鼻内镜颅底外科手术的机器人　目前已经有几个内镜经鼻颅底手术的原型机报道，但它们尚存在一些缺点，包括人体工程学方面的欠缺和设备配置准备时间较长。这些机器人分为人机合作型、蛇型和复合型系统。

（1）遥控模式和人机合作模式：这些机器人的原型根据它们使用的界面分为遥控操纵模式、人机合作模式两种类型。

只有两种设备是以合作模式控制的（即外科医生和机械臂同时合作持握内镜）：Xia 等报道的图像引导机器人系统，集成了改良的导航系统并具有内镜 / 钻头支架的功能；HYBRID 是一种联合解决方案，它可以作为扶持神经内镜的固定架，完全服从外科医生的操作，也可以设定的操作力度阈值作为控制界面。

大多数遥控操纵模式控制的原型机（如语音控制、头部运动、脚踏板和操纵杆）都可以通过操纵杆控制，尽管许多作者指出，这需要助手进行操作且须与术者有极好的配合。

1）操纵杆控制

Evolution 1（EVO1）：自其首次实施脑室造瘘术以来，为适用于经鼻内镜手术而进行了改良。它具有 6 个自由度的机械臂，此外还可以在 Z 轴方向进行运动，增加了有效工作空间。

A-73：它是基于三维导航的自动机器人系统，它还具有在特殊情况下紧急关闭机器人的模式。

Tx40：具有自主跟踪运动和镜头自动清洁系统。

基于 Stewart 平台（SP）的机器人系统：如果与邻近组织有接触或摩擦，会有触觉反馈。

Strauß 等报道与导航系统集成的机器人系统，在该系统中，如果有必要，很容易切换到手动内镜系统。

Yoon 等研制了运用双操纵杆与弹簧骨架联合控制内镜头部的弯曲。

2）语音控制：自动内镜最佳定位系统（automated endoscopic system for optimal positioning，AESOP）机器人的特点是能够记忆 3 个不同的预设位置，外科医生可以通过语音命令其返回这些位置。

3）脚踏控制：脚控机器人内镜（foot-controlled robotic-enabled endoscope, FREE）由惯性测量单元（IMU）控制，传感器固定在外科医生的脚上，实时测量术者的脚相对运动方向，通过蓝牙与控制单元进行通信，控制机器人运动。

（2）蛇形机器人系统：不仅用于脑室内镜手术，而且还用于 ESBS。

Swaney 等最初设计了一个新颖的 24 个自由度的 4 轴主 - 从机器人，由外科医生在控制台控制，随后对其进行了进一步改良，增加了旋转末端效应器的功能，即可以让机器人在不改变尖端位置或机器人方向的情况下，改变末端成角环状刮匙的轴向活动的能力。

在同心管机器人方面，Wirz 等报道了应用于 ESBS 的第一个远程遥控实验操作，在模型上模拟垂体瘤切除，该机器人具有多爪状的同心管操纵器。这促使近年来开发了首个专用于鼻内手术的机器人。该原型机与其他蛇形机器人相似，但作者使用该系统尝试探索远程遥控手术器械进行经鼻颅底手术，外科医生可以通过互联网向远程地点发送操作指令。

（3）复合机器人系统：除 Bolzoni 等报道的复合机器人系统外，另一个复合机器人系统原型机是 Brescia 内镜辅助机器人（Brescia endoscope assistant robotic，BEAR）支架，这是由意大利布雷西亚大学开发并进行临床前测试的。它之所以被称为复合型是因为机器人系统并非"纯粹的"，它还兼有扶持内镜的任务，同时完全满足外科医生的需求。BEAR 使用头部（术者佩戴有特殊标记的眼镜）控制机器人持握的内镜。它尚存在某些局限性，如人体工程学状态不佳、关节运动不理想、运动惯性过大，因为其原型机源自市售的工业机器人。

（4）机器人在内镜经鼻颅底手术（ESBS）中的应用：ESBS 的临床应用目前限于机器人作为术者手臂的托架、经口腔入路机器人手术（TORS）与内镜经鼻入路 - 经口腔入路机器人手术（EEA- TORS），以及某些初级的复合机器人方案。

iArmS 是智能手臂支撑系统。该系统有三种工作模式：随动、固定和待命。当外科医生的手臂放在支架上时，工作模式自动由"待命"变为"固定"，对外科医生的手臂起支撑作用；当外科医生的手臂移动到所需的位置并保持静止时，工作模式就会从"随动"转变为"固定"；外科医生通过手臂的点击动作，可以将工作模式从"固定"切换为"随动"而令支架跟随手臂移动。iArmS 的设计目标是为了防止手部震颤和减轻术中疲劳。该系统的主要局限性是它不能代替外科医生的手臂，而仅仅是一个扶手。

Carrau 等报道，采用 EEA-TORS 可对颅后窝底、鼻咽和颞下窝有良好暴露。以这种手术处理颅底肿瘤的主要优势是能够使用 TORS 到达咽鼓管水平以下的颅后窝底，这是 EEA 的下限。此研究由一组具有丰富手术经验的医生进行，证实了目前机器人尚存在某些局限性，因为在 EEA 阶段不能应用机器人。

最近，临床上已有专门用于 ESBS 的复合机器人（Endoscope Robot®，Medineering，慕尼黑，德国）（图 4-2 ～图 4-4），它是作为经鼻内镜支架手术而专门研发的紧凑型机器人。它由机械持镜臂和以脚踏板控制的小型机器人组成，其固定臂有 7 个自由度，可以通过同时手动解锁两个关节而任意移动。它的前端与内镜支架相连，固定于支架上的内镜置于鼻腔内之后，就可以使用脚踏板上的操纵杆向上、向下或横向调整内镜方向。此外，还可以通过踩踏脚踏板上的不同按钮将内镜移入或移出手术区域。它还具有一个特别的记忆按钮，使机器人在手术过程中的任何时刻，可以返回到先前保存的 "原位"的功能。Zappa 等对 ESBS 的混合机器人的优点和外科医生使用后的第一印象进行了临床前评估，惯于单人双手操作的术者对这种内镜机器人评价颇高。

3. 机器人在小儿神经外科微创内镜手术中的应用　在小儿神经外科，机器人辅助手术具有重大的意义。儿童处于发育中的神经结构比成人的发达结构更脆弱，特别是对于小而深的目标。此外，儿童大脑的正常解剖结构经常因先天性畸形或疾病本身所改变，因此神经外科手术需要高度的术中精确性，以确定和达到手术目标而不伤害周围的神经血管结构。

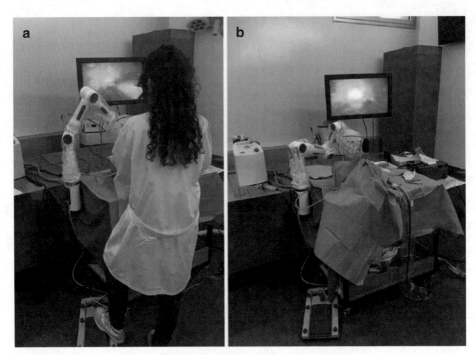

图 4-2　Brescia 大学的 Endoscope Robot® 机器人

实验室内的设备布局（Medineering，慕尼黑，德国）

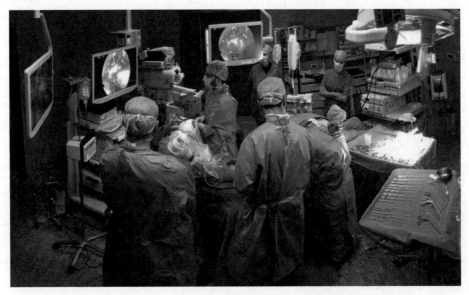

图 4-3　Brescia 大学进行机器人辅助神经内镜经鼻颅底手术

　　Bodani 等开发了一个小型化、遥控操作的 3 个自由度的蛇形同心管机器人，用于小儿脑室内镜检查。在此报道中，作者既介绍了机器人的设计，又介绍了机器人在脑积水模型中进行 ETV 的功能。蛇形同心管机器人由套叠伸缩管、预弯管和超弹性管组成。该原型机所具有的精确性、灵巧性和可及性足以成功地进行 ETV，并有可能克服标准神经内镜的局限性。

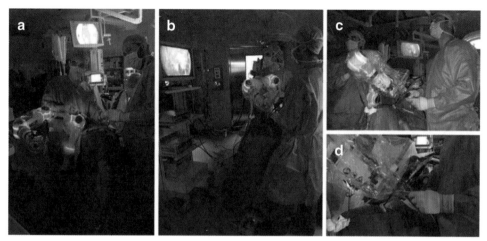

图 4-4　Brescia 大学在手术中使用 Endoscope Robot® 机器人

a . 经鼻手术操作时，不使用机器人；b～d. 神经外科术中操作，鼻腔中的内镜由 Endoscope Robot® 扶持，可以通过操纵杆或脚踏板控制其上下左右运动，此外，还可以通过控制不同的脚踏板将其移入或移出鼻腔，还可使用脚踏板上的按键令其记忆某个特定位置，以便机器人可自动将神经内镜移动到此位置

　　有作者报道了将 ROSA 系统应用于小儿神经外科。ROSA 系统是影像引导机器人，可根据计划的轨迹为多个神经外科器械进行空间定向和定位。根据 Nathoo 等的分类，ROSA 可同时属于监控和共享控制的机器人系统。在这两种模式下，外科医生可离线建立手术计划，然后输入机器人系统，并可以监督机器人自主地执行运动，或者在手术过程中直接控制手术器械完成相应操作。

　　De Benedictis 等报道了一项对 116 例患儿的研究结果，这些患儿在 ROSA 系统协助下接受了各类手术。在 ROSA 系统引导下进行了 42 次内镜手术以处理各种疾病，包括继发性梗阻性脑积水（7 例）、蛛网膜囊肿（3 例）、脑室内肿瘤（8 例）和下丘脑错构瘤（24 例）。该研究的目标，首先在较容易的病例中验证机器人辅助技术的可行性，然后在较复杂的病例中进一步验证其安全性，因为小儿脑积水相关性疾病发生率很高，且脑室系统狭窄、病变部位深在。在所有这些病例中，机器人系统引导内镜均达到了预定计划目标。对于下丘脑错构瘤，机器人辅助手术有助于安全地进入侧脑室，并轻松地引导激光切断或凝固消融致痫灶传导纤维。研究结果显示了 ROSA 系统所具有的多种功能，因为它可以整合不同的手术器械。目前需要更多的研究来验证既往结果，并进一步改进目前的技术。

　　既往的一项研究报道，通过机器人辅助内镜应用铥激光，对一组 20 例患儿的下丘脑错构瘤的致痫灶纤维切断术进行了初步分析。结构显示，使用 ROSA 机器人神经导航系统控制内镜，在脑室底造瘘术中能够以毫米级的精度进行操作，沿着预定的轨迹或在"安全"空间内移动手术器械。

　　Hoshide 等使用 ROSA 机器人系统对 9 例患儿进行了 ETV 手术。与其他作者报道相同，他们认为该系统稳定、精确和微创。此外，外科医生的学习曲线得到了改善，手术时间不断缩短。

　　机器人辅助内镜技术的另一个临床应用是行癫痫手术，特别是由大脑半球疾病引起的耐药性癫痫患儿。大脑半脑切除术是通过冠状沟前小骨窗开颅手术，使用连接在机器人手臂上的内镜完成。

机器人系统与神经内镜结合的优点：稳定、对重要区域易操作、可结合神经导航，从而可以微创、安全和有效地完成手术。显然，未来需要更进一步研究，以完善这种新技术的临床应用。

三、结语和展望

目前已有不同的机器人原型机用于辅助神经内镜手术，但它们尚有一些局限性，包括笨重的外形、不良的人体工程学设计、低效的控制和有限的精度，需要多学科合作才能改善目前的状况，在机器人控制和终端特殊器械方面需要有更完美的解决方案，以充分发挥神经内镜机器人系统的优势。

相比其他专业，特别是与工程部门合作的必要性是显而易见的，新材料的开发可以使术者根据需要牵开脑组织，这是充分发展机器人辅助经颅内镜 - 微创神经外科的必要条件之一。

神经外科机器人的技术培训也是一个重要领域。评估住院医师接受传统方法培训和接受机器人技术培训并研究对照其效果，对确定机器人技术在神经外科的优点至关重要；此外，这些研究对于优化培训和充分开拓、发挥机器人理论的各种优势也是至关重要的。

（张尚明　译，魏梁锋　朱先理　校）

第五章

脊柱手术机器人

Darius Ansari，Ankit I. Mehta

脊柱手术中机器人根据其使用方式大致分为如下 3 类：①监控系统，机器人接受预设指令，并在外科医生的密切监督下执行特定的手术操作；②遥控系统，外科医生遥控机器人的操作；③共享系统，外科医生与机器人共享手术器械的控制权。对脊柱手术而言，外科机器人辅助手术可在如下几个方面产生影响：术者的身体疲劳、手术时间、医护人员的辐射暴露、置入螺钉的准确性、患者得到的疗效及某些技术问题等。本章将对此进行详细探讨。

脊柱手术需要通过较为狭窄的手术通道，以灵巧的手术技巧处理骨质、韧带及相关结缔组织，同时还要精细准确地避免毗邻的神经和血管结构受到损伤。在进行手术解剖显露或置入材料时，任何细微的损伤都可能造成神经功能障碍或增加出血的风险。对于畸形、创伤或恶性肿瘤，这一点尤为突出，因为局部解剖结构的扭曲、变形使术中重要结构的识别、保护变得更加困难；此时使用诸如导航和（或）机器人等手术辅助设备对外科医生大有裨益。此外，手术机器人可以让手术团队以三维影像观察术野解剖，并可以通过远程传输让其他人观摩手术过程。与手术机器人配套的术中成像和导航系统，不仅是为了优化观察清晰度和机械精度，也是为了在漫长而艰难的手术中始终保持操作精度。

放射影像学证据表明，手术机器人导航也有利于提高脊柱螺钉置入的准确性。已有研究证实，通过手术机器人进行螺钉置入术的螺钉错位率低于徒手操作。虽然影像学的优异表现不一定等同于临床结果，如再入院、再手术和其他并发症，但是手术机器人辅助有助于消除生理性手颤，尤其在椎弓根直径较小或解剖结构扭曲变形的情况下，有较高的应用价值。脊柱手术机器人和导航对临床结果的影响还需要进一步研究。迄今为止，大多数研究都未能证明脊柱手术机器人在缩短住院时间、减少手术部位感染、降低主要并发症或总体并发症发生率方面有积极影响。

与各种技术在初期应用时一样，在脊柱手术中使用手术机器人技术的学习曲线是可想而知的。有文献指出，机器人手术与脊柱手术中采用导航技术的早期并发症发生率较高相似，如椎弓根断裂。还有研究表明，外科医生对手术机器人的熟悉程度与螺钉置入的准确性呈正相关。在阅读有关脊柱手术机器人的科学研究报告和个人经验总结时都应考虑这种影响。

一、手术机器人

1. Mazor　是脊柱手术辅助机器人，在 2004 年，SpineAssist（Mazor Robotics 有限公

司，凯撒里亚，以色列）成为美国 FDA 批准的首个专门用于脊柱手术的机器人（表 5-1）。SpineAssist 属于共享控制的手术机器人，可以自动沿预定的路径移动机械臂，不需要外科医生沿着导航预设轨迹手动操作。在 SpineAssist 确定了置入螺钉的位置后，外科医生就可以进行钻孔、固定等操作。

表 5-1　目前临床使用的手术机器人系统

制造商	产品名称	美国 FDA 批准应用时间（年）
Intuitive Surgical	达芬奇系统®	2000（腹腔镜手术）
Mazor	SpineAssist®	2004
Mazor	Renaissance®	2011
捷迈邦美（Zimmer Biomet）	ROSA®	2012
Mazor	Mazor X®	2016
Globus 医疗器械公司	Excelsius GPS®	2017

　　使用 SpineAssist 进行脊柱融合手术通常分为 5 个主要步骤，在此以 D'Souza 等报道为例：①获得待手术及相关脊柱节段的 1mm 术前 CT 扫描影像，外科医生使用机器人的软件包生成所需的螺钉轨迹。接着，SpineAssist 使用输入的轨迹计算螺钉的最佳尺寸和手术坐标，这些数据存储在机器人系统内。如果术中获取了既往没有输入的影像数据，或者预先制订的手术计划轨迹需要修改，也可以在术中根据外科医生的决定进行修正。②将患者俯卧于手术台上，并在其身上安装定位器，以便机器人进行图像配准。根据术式特征的不同，如开放术式或经皮入路术式，定位器安装的位置和方式可有多种选择。最常见的方法是，使用一枚克氏针将定位器固定到目标椎体的棘突上，再使用另外两枚克氏针分别固定于目标椎体头侧和尾侧棘突上，完成整个定位器的安装。在微创通道手术中，机器人连接到由经皮置入的克氏针支撑的定位器上。还有其他不太常见的方法，如仅用一枚克氏针将定位器固定在目标椎体头侧棘突上。③固定好定位器后，拍摄 6 张 X 线透视图像，并与术前图像进行同步。以这种方式同步不同类型的影像，可以使术者将术中透视与术前 CT 扫描结合使用，使机器人构建手术区域和周围解剖结构的影像映射。④手术机器人连接到定位器后，机械臂会自动对齐并验证计划的轨迹。⑤手术机器人置入经皮通道和扩张器、钻头导管及导丝，并利用导丝置入螺钉。妥善固定螺钉后，移出手术机器人。

　　SpineAssist 在临床实践被广泛应用后，发现其存在以下主要缺陷：置入的螺钉可能因螺钉通道（钉道）位置的错误而产生问题，通常向棘突外侧偏斜。钉道开路时在进钉点处滑动可导致螺钉偏离术前理想的定位，滑向更外侧。定位器不稳定可导致机器相对于患者定位失准，最终导致影像与解剖映射偏倚，从而使实际位置偏离了预定的钉道。

　　2. Renaissance 和 Mazor X　Mazor 的第二代脊柱手术机器人 Renaissance®（图 5-1），在 2011 年取代了 SpineAssist。其主要的更新包括改进的图像识别算法，以及外科医生可以在钉道开路前选择手动磨平螺钉入口周围的骨质。后者是为了解决进钉点骨质过度倾斜尤其是局部骨性结构退变严重时，钉道开路易沿骨质斜面滑动的问题；尽管如此处理也不一定能完全避免失误。

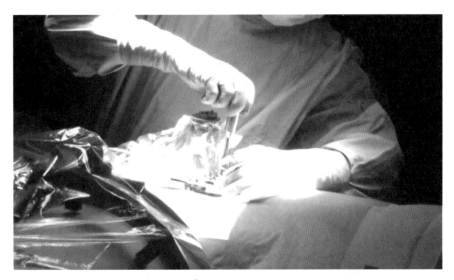

图 5-1 以 Renaissance® 机器人系统进行后路融合的螺钉置入

根据 GNU 免费文档许可证共享，图片引自 https://commons.wikimedia.org/wiki/ File:Robotic_ Spinal_Surgery. Jpg

Mazor 最近发布的产品是 Mazor X，于 2016 年推出。与之前版本相比，Mazor X 的特点是配备了集成线性光学相机，使其能够自我检测位置，并在术中通过参照物置入后形成三维扫描来避免结果相冲突。它还包括一个串行（而非并行）机械臂，增加了机械臂运动范围，减少了对手术器械的依赖。

3. ROSA Spine ROSA Spine 手术机器人（捷迈邦美公司，蒙彼利埃，法国）于 2016 年推出，是既往应用于颅脑手术产品的拓展。ROSA 与上述 Mazor 类似，需要术前 CT 扫描；手术室内的 O 型臂设备采集的影像由 ROSA 自动配准注册，并生成三维重建。然后，外科医生可以将术前和术中图像融合，以规划螺钉的轨迹。ROSA 的术中使用过程与 Mazor 类似：在目标椎体的后方穿刺置入导管针，以便穿刺导丝，随后外科医生在实时导航下用导丝引导空心扩张器并置入螺钉。ROSA 的主要优势是，基于手术开始时生成的三维图像进行实时引导。与其他手术机器人一样，ROSA 的局限性是设置复杂和配准定位后不能移动患者或摄像头，否则将导致映射失准和置入螺钉位置偏差。

4. Excelsius GPS 2017 年推出的 Excelsius GPS（Globus 医疗器械公司，奥杜邦，美国宾夕法尼亚州）虽然与 ROSA 和 Mazor 类似，但在设计上进行了一些改良，以消除运动带来的误差（图 5-2）。Excelsius GPS 自动对患者的移动进行补偿，并可对钉道开路时的滑动或参考框架移动提供反馈。此外，它的特点是通过外臂直接置入螺钉而不需要向棘突置入克氏针（图 5-3）。由于 ExcelsiusGPS 是最近才推出的，因此对它的研究远不如 SpineAssist 深入。

5. 达芬奇手术系统 于 2000 年被美国 FDA 批准用于腹腔镜手术。与前面提到的共享控制机器人系统不同，达芬奇手术系统是一款供外科医生进行遥控操作的机器人系统。因为它更常用于脊柱手术以外的一系列手术，因此对其有广泛的研究报道，它具有比传统腹腔镜更好的视觉效果。其他优点还包括震颤过滤、术野的高清视频，以及多个可以独立进行遥控操作的机械臂和一个单独的远程隔间，是培训学员的理想选择（图 5-4）。

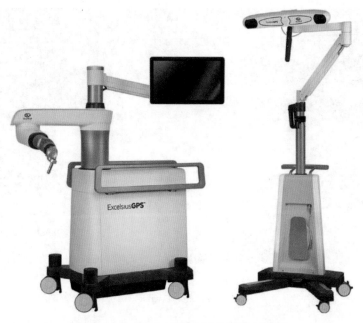

图 5-2　Excelsius GPS 手术机器人系统

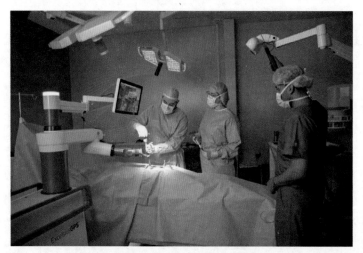

图 5-3　Excelsius GPS 临床手术中使用实况
图片使用经由美国 Globus 医疗器械公司许可

　　达芬奇手术系统在脊柱手术中的主要应用包括经前路腰椎椎体间融合术（ALIF）、脊柱肿瘤切除术和经口齿状突切除术。早期腹腔镜下 ALIF 的研究未能证明对患者的临床结果有任何益处，如失血量、并发症和住院时间。这在一定程度上解释了这种手术应用不多的原因。

　　尽管达芬奇手术系统有许多优点，但仍有需要改进的地方，主要是器械兼容性差，缺乏多样性。其中最重要的是缺乏诸如钻头和咬骨钳之类的器械以协助处理骨质。因此，对于含有处理骨质步骤的手术，如转移性肿瘤或原发性骨肿瘤，达芬奇手术系统不是理想的设备，它更适合于处理软组织肿块。

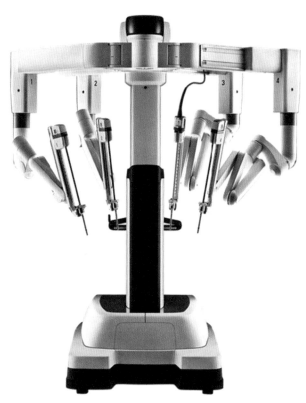

图 5-4　达芬奇手术系统（Intuitive Surgical, 森尼韦尔，美国加利福尼亚州）
引自：https://commons.wikimedia.org/wiki/File:Davinci-xi-surgical-system.png

二、螺钉置入的准确性

最近的许多研究表明，在脊柱手术中，手术机器人辅助的螺钉置入比传统的徒手置入更准确。Kim 等在 2017 年发表了一项随机对照试验，比较了 37 例接受手术机器人辅助的后路腰椎椎体间融合术（PLIF）和 41 例接受徒手操作的 PLIF，主要研究终点是关节内螺钉置入的准确性和近端小关节的精确度。他们发现，使用手术机器人辅助对椎弓根内准确度没有显著影响，但与近端小关节侵犯减少有关（$P < 0.001$）。作者指出，徒手螺钉置入技术依赖于外科医生在 CT/X 线导航基础上，于 3 个平面协调螺钉置入轨迹的能力，而手术机器人机械地引导外科医生达到准确的轨迹，不受术者的熟练程度影响。Li 等在 2019 年进行的一项随机对照试验的荟萃分析中得出了类似的结果，从影像学角度评估，使用手术机器人辅助技术可以更为准确地置入椎弓根螺钉。

迄今为止，仅有一项随机对照试验显示使用 SpineAssist 手术机器人置入螺钉的精确度下降。Ringel 等在 60 例需要进行单节段或双节段腰椎或腰骶椎固定术的患者身上置入了 298 枚椎弓根螺钉，采用传统徒手置入和手术机器人辅助置入的比例为 1 ∶ 1。93% 的传统徒手置入的螺钉具有足够的精确度（以皮质缺口小于 2mm 作为标准），而手术机器人辅助下只有 85%，这一差异具有统计学意义（$P = 0.019$）。作者提出了几种原因以解释为什么他们的结果与大多数文献相悖：①机器人定位平台固定在患者身上的方式不同 [仅用单根克氏针将平台固定到手术部位的上位（头侧）椎体棘突]，可能导致机器人相对于患者移动；②导针在钉道开口处的侧滑，导致最后螺钉在小关节上发生侧向偏移；③其他因素导致钉道的移位，如钉道穿过局部肌肉组织。考虑到这些因素，Kim 等试图通过 Peterson 技术准备椎弓根螺钉，并选择从侧方至中线的螺钉轨迹，以尽量减少钉道开口处的侧向滑动。重要的是，不管潜在原因是什么，这些螺钉错位的发生与二次手术率的增加无关。

三、临床效果

一些前瞻性试验研究了手术时间与应用手术机器人辅助手术的关系。虽然大多数独立的临床试验未能证明机器人辅助手术与传统手术在手术时间上差异有统计学意义，但 Li 等总结的一项荟萃分析显示，机器人辅助手术时间较长。然而，机器人辅助与徒手操作在术后住院时间、疼痛量表评分和 Oswestry 残疾指数评分方面差异无统计学意义。医护人员辐射暴露时间和剂量在机器人手术组较少，但手术时间较徒手手术组增加。Yu 等总结的一项荟萃分析显示出类似的结论，即手术机器人辅助组的手术时间增加，但未能证明并发症发生率与手术机器人辅助有任何显著关联。

值得注意的是，Yu 等发现，机器人辅助组 100% 的并发症与感染有关，而传统组 75% 的并发症与椎弓根螺钉置入有关，感染率较高的原因可能是机器人辅助手术时间较长。现有文献表明，即使脊柱手术变得越来越复杂，但其并发症发生率的差异可以忽略不计。另一项对常规透视引导与 SpineAssist 治疗胸腰椎转移性肿瘤手术的回顾性分析显示，在螺钉置入准确性和术后感染率方面，两者没有差异。

虽然文献报道很少，但小型研究表明，在一些特殊的脊柱手术中，应用机器人效果不错，如骶髂螺钉置入、活检、椎体成形术，甚至 S_2 翼髂螺钉置入术。由于骨盆的复杂解剖结构，该区域的螺钉错位率可高达 15%。另一项随机对照试验显示，机器人辅助手术的螺钉置入准确率高于徒手置入。此外，在机器人辅助手术中，螺钉置入时间比徒手置入的时间短，尽管总体操作时间没有差别，可能是由于使用机器人的准备时间增加。器械操纵自由度的增加和预先制订手术计划，使机器人能够进入传统徒手技术难以抵达的区域。Dreval 等证明了在椎体成形术中使用机器人辅助治疗骨折和血管瘤的准确性与安全性都有所提高。还有研究表明，手术机器人辅助减少了术中对近端小关节的损伤，这表明它有助于降低邻近节段发生问题的风险。

四、辐射暴露

脊柱手术中普遍使用 X 线透视，以指示手术部位并在术中评估置入物位置。因此，脊柱手术工作人员的平均辐射量是非脊柱手术的 10～12 倍。在整个职业生涯中，脊柱外科医生的辐射量是髋关节外科医生的 50 倍。电离辐射与白内障、白血病和其他癌症等并发症的发生有关。尽管外科医生可以通过防护设备（如铅衣、甲状腺防护罩和防护手套等）最大限度地减少辐射暴露，但机器人有望从根本上解决这个重大问题。最近对两项研究术中辐射暴露的前瞻性随机对照试验进行的荟萃分析显示，机器人辅助手术与术中整体辐射暴露时间和整体辐射剂量的减少有关。机器人辅助手术减少辐射暴露，归因于术前和术中的路径规划，避免了在最初的术前准备之外，术中需要反复 X 线透视（图 5-5）。

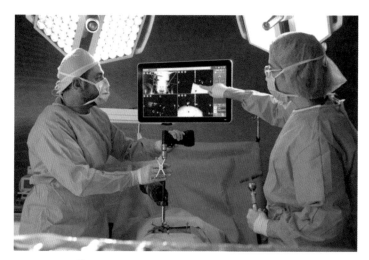

图 5-5　使用 Excelsius GPS®（Globus 医疗器械公司，奥杜邦，美国宾夕法尼亚州）进行实时导航
提供手术部位的可视化，减少辐射暴露。图片使用经由美国 Globus 医疗器械公司许可

五、成本效益分析

有学者认为，在脊柱手术中使用机器人可能会节约成本，因为减少了手术时间、住院时间、电离辐射暴露和二次手术。如前所述，一些荟萃分析表明，手术时间增加与使用机器人辅助手术有关。然而，手术时间的增加可能与脊柱手术中使用机器人的经验不足有关。随着度过技术学习曲线，这种影响是否会持续存在尚有待进一步研究。例如，尽管有前瞻性随机对照试验的荟萃分析显示手术时间增加，但 Menger 等大型回顾性研究认为，接受机器人辅助手术的患者住院时间更短，二次手术更少，感染率更低，手术时间更短。目前正在进行一项前瞻性的多中心临床试验，以明确使用手术机器人辅助治疗各种退行性脊柱疾病在手术并发症发生率、二次手术率和辐射暴露方面的差异；初步结果表明，机器人辅助手术并发症较少，二次手术较少，尽管随访尚未到期且样本量较小。考虑到机器人的初始购买和年度维护服务的巨大成本，未来的普及可能取决于手术效果，如二次手术更少、感染率下降和患者住院时间缩短等。

六、结语

脊柱手术中采用机器人辅助，以椎弓根螺钉置入手术为主。在一些临床研究中显示，与传统技术相比，手术机器人的准确性更高，外科医生所接受的辐射量也更低，并且对并发症的发生率没有显著影响。尽管这些初步结果显示颇有前景，但在脊柱手术中广泛采用手术机器人技术必须首先克服财政障碍，因为很少有研究支持成本 - 效益分析。此外，还需要进一步的临床研究来确定手术机器人在脊柱亚专业领域的明确适应证、局限性和其他需要改进的地方。目前手术机器人的应用和深入的技术改进已经显示了它在脊柱手术中广泛的应用前景，特别是对于复杂的病例，提高操作的精确性、灵巧性和可重复性是未来技术的发展方向。

（魏梁锋　陈业煌　薛　亮　译，朱先理　校）

第六章

神经外科纳米机器人

Lucas Capo，Jesus Lafuente

自 20 世纪末以来，由于科学技术突飞猛进，神经外科在诊断和治疗方面经历了一场革命。影像引导、术中成像和显微技术的发展将神经外科医生的精准度推向了巅峰。机器人辅助手术技术的引进为外科医生提供了更好的人体工程学，并增强了手术视野可视范围和清晰度、操作的灵巧度和触觉的敏锐度。

纳米技术是指可以在现实世界中使用的纳米级尺度的材料技术。国家纳米技术倡议（NNI）将该尺度范围定义为 1 ～ 100nm 大小的元素。细胞表面受体的长度约为 40nm，DNA 链长度约为 2nm，白蛋白分子长度约为 7nm，从中即可感受其作为长度度量单位的大小。

纳米技术这一新兴领域的研究不仅能带来新材料和新发现，而且还可能在医疗健康方面得到实际应用，如溶液中的自组装分子聚合物、生物分子（如 DNA）等。

纳米机器人是纳米技术的一个分支，涉及分子或细胞水平的各种机器人的设计和创造。这种机器人将使我们能够抵达人体各部，在细胞水平上执行"手术"，并以既往无法想象的精准度进行医疗诊治。

由于在如此微小的尺度下，不可能以传统的电池组件作为动力，因此，如何让纳米机器人移动是首先需要解决的问题。目前正在考虑的方案有化学动力引擎、磁力游动器及利用电能、热能和光能等，或将它们组合起来产生的混合纳米机器人。不同的运动原理引领了各种各样的纳米机器人的发展，如微型火箭、螺旋游动器、超声脉冲纳米线缆，乃至由精子细胞驱动的混合微型机器人（图 6-1）。

最近的研究已经证明，这些研发原型装置在诸如靶向传递、精准手术、生物感知剂和解毒等领域的潜在应用。

本章将讨论这些纳米机器人在神经科学等高精度外科领域的应用，特别是神经外科。

一、纳米机器人在精准外科的应用

大约在 30 年前就有学者提出使用机器人技术协助外科医生手术的概念性描述，但直至最近才变得可行。机器人固有的高精度、可重复性和耐用性等优点使其成为理想的外科医生助手，并使外科医生能开展更加微创、精准度更高的手术。然而，生产可以进入体内的机器人并使其达到肉眼不可抵达的区域仍然是一个艰巨的挑战。

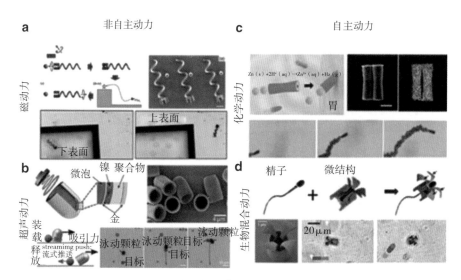

图 6-1　微型 / 纳米机器人的动力机制

a. 基于旋转微线圈磁力推进的微型机器人；b. 由空化微泡驱动产生超声推进的微型机器人；c. 基于锌微管的化学推进马达；微型机器人将胃液转化为产生推进力的气泡；d. 基于精子细胞与合成结构整合的生物杂交微型机器人

引　自：Soto F, Wang J, Ahmed R, Demirci U. Medical robotics: Medical micro/nanorobots in precision medicine（adv. Sci. 21/ 2020）. Adv Sci（Weinh）. 2020;7（21）:2070117（根据 CC-BY 许可证从"开放访问"来源获取）

　　缺乏纳米钻头、微型镊子和微型子弹等自由游走的工具，这些可能是显微外科面临的某些困难。

　　由各种动力驱动的纳米机器人可以在全身各处游走，进行细胞组织活检，因为它们能够穿过毛细血管并在细胞水平上工作。自由游走的微型镊子代表了这些纳米机器人在自主性方面的巨大成功。它们可以像我们常规使用镊子一样来抓取和移除组织；它们还可以通过改变形状自行抓取组织，并可以应对微环境的变化，如 pH 差异、温度变化或局部酶活性的改变。然而，这种变化不会影响所取材的组织，从而能够保持组织细胞的原有性质而获得理想的检查结果（图 6-2）。

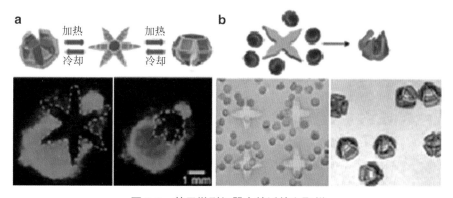

图 6-2　基于微型机器人的活检和取样

a. 星形抓取器收集组织；b. 星形抓取器收集红细胞

引自: Soto F, Wang J, Ahmed R, Demirci U. Medical robotics: Medical micro/nanorobots in precision medicine（adv. Sci. 21/ 2020）. Adv Sci（Weinh）. 2020;7（21）:2070117（根据 CC-BY 许可证从"开放访问"来源获取）

由于磁脉冲可以穿过较厚的组织，因此也有学者提出了磁脉冲纳米机器人。例如，磁性旋转微型钻头，它能以很高的穿透指数穿过组织，同时，产生的磁场也可用于纳米机器人的导航。如图 6-3 所示，通过眼球的手术切口向玻璃体注入纳米机器人，并应用磁性系统使纳米机器人移动到兔眼的后段。

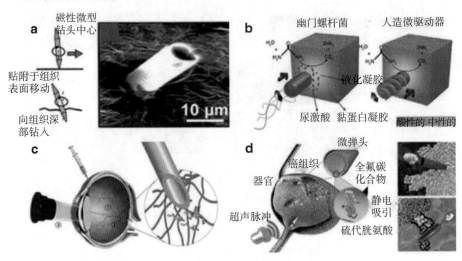

图 6-3　用于穿透组织的微型 / 纳米机器人

a. 磁性微型钻头进入肝组织；b. 磁性微型钻头穿透黏蛋白凝胶；c. 磁性微型钻头在眼内移动；d. 超声动力微型子弹穿透和切割组织

引自: Soto F, Wang J, Ahmed R, Demirci U. Medical robotics: Medical micro/nanorobots in precision medicine（ adv. Sci. 21/ 2020). Adv Sci（Weinh）. 2020;7（21）:2070117（根据 CC-BY 许可证从"开放访问"来源获取）

除磁场外，有学者用超声波研发了微型子弹。这些子弹由生物兼容性燃料组成，并通过超声波显著加速，使它们能够穿透、消融和损毁组织。

二、纳米机器人在神经科学中的应用

虽然机器人技术为其他外科专业提供了宝贵的帮助，但由于神经组织的脆弱性，它在神经外科的应用仍然存在技术障碍。

尽管如此，神经外科非常适合使用机器人辅助治疗。从历史传统上看，神经外科有很多亚专业适合采用机器人技术，这些方面的因素包括具有悠久历史的立体定向和导航定位、脑内解剖结构明确且与颅骨的骨性结构保持固定关系、神经外科手术的细微性、神经外科操作的高技术性、微创神经外科日益增长的需求，以及神经外科医生对新技术接纳和包容的文化。

纳米机器人可以满足上述大部分要求，并可以进入肉眼无法看到的区域。

纳米机器人在人脑中的应用被命名为"神经纳米机器人"，其医疗应用将取决于它能够实时监测电活动和单一神经元突触活动，以及在不损伤周围任何组织的情况下采集有关神经递质流量和其他数据的信息。

如果能够创造出具有细胞修复能力的纳米机器人，它将能够治疗中枢神经系统的大部分疾病，特别是帕金森病、阿尔茨海默病等退行性疾病。此外，这项技术的应用不仅有助于诊断和治疗疾病，还能显著提高人脑的认知能力。在未来 30 年内，我们很可能开发出足够安全的纳米机器人，用于人脑与生物（另一个大脑）和非生物计算系统之间的实时接口任务，从而创建脑 - 脑接口（BTBI）和脑 - 机接口（BCI），特别是脑 - 云接口（B/CI）。

BTBI 和 BCI 技术可以为瘫痪患者提供治疗，而 B/CI 将使我们能够访问无处不在的信息库（网络、服务器和数据库）。这将使人和计算机之间的交流发生根本性的变化，从而赋予人类真正的认知能力。为了开发这些接口，目前已经提出了 3 种不同类型的神经纳米机器人，它们各自在不同的层面上发挥作用，同时与外部计算机系统一起工作。它们被称为神经内机器人（Endoneurorobot）、胶质机器人（Gliabot）和突触机器人（Synaptobot）。它们的大小为 0.5～10nm，经皮进入人体，透过血脑屏障，进入中枢神经系统。神经内机器人进入神经细胞，而胶质机器人进入神经胶质细胞，突触机器人停留在轴突终末之间，监测突触间隙和神经递质。

三、脑 - 机接口及其应用

脑 - 机接口是大脑和外部设备之间的合作界面，使大脑的信号能够指导和控制外部设备（如光标或假肢）进行活动，在大脑和受控物体之间建立直接的沟通途径。

"脑 - 机接口"一词是 1973 年在加利福尼亚大学洛杉矶分校工作的比利时研究员雅克 - 维达尔提出的。后来，乔纳森·沃尔帕教授使用贴附于头颅表面的电极（而不是直接置入大脑中的电极）开发出了脑 - 机接口。1998 年，菲利普·肯尼迪将第一个脑 - 机接口置入人体，标志着大脑映射领域的重大发展。

脑 - 机接口的发展使患者重新恢复既往因各种原因丧失的神经功能。置入神经的电极收集神经细胞的信息，然后交由外部计算机进行解释，最后向假体或计算机发出指令。这种使得肢体瘫痪的人可以控制其机器人假肢，或者让患有"闭锁综合征"的患者通过电脑屏幕进行交流、写作、发送信息等（图 6-4）。

纳米机器人还能在轴突水平上进行外科手术，从而能恢复神经丛或脊髓损伤后丧失的神经功能。这些机器人可以通过电泳在轴突内游走，到达神经受损之处，甚至通过电融合将它们黏合在一起，从而在神经或轴突水平打开一扇通往精准神经外科诊治新维度的大门。

四、脑 - 云接口及其应用

将大脑连接到云端似乎是遥不可及的事，但美国伯克利大学和美国加州分子制造研究所的教授们表示，这一想法或许可以成功。研究人员预测，纳米技术、纳米医学、人工智能（AI）和计算方面的进展可能会建立一个系统，在这个系统中，人脑的各个区域（神经元和突触）可以实时连接到云计算网络。此外，设定好的神经纳米机器人可以在云连接的超级计算机之间无线传输数据。

脑 - 云接口（B/CI）的优异之处在于可能提升教育水平和人类的集体智慧。

当前，由于受到生物学的限制，人们很难追上呈指数级增长的信息及其相关学习和培训。神经纳米机器人将使我们能够克服这些限制，让我们的学习能力成倍增长。然而，信息和知识的传递不能解决所有问题，因为知识需要分析和解释，学习能力的提高不一定意味着创造力和想象力的提高。

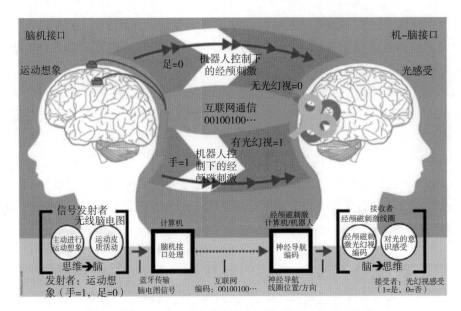

图 6-4 用于人类之间信息传递的"脑 - 脑接口"（BTBI）

左侧是发射者，用脑电图（EEG）电极记录感觉运动皮质的活动。发射者执行基于想象的二进制运动任务：足的想象（位值 0）与手的想象（位值 1）。右侧是接收者，经颅磁刺激（TMS）线圈在视觉皮质上的位置不同，分别为 1 和 0 位值，诱发或不诱发光幻视（闪光）。这种脑 - 脑的交流采用互联网链接

引自：Martins NRB, Angelica A, Chakravarthy K, et al. Human brain/cloud interface. Front Neurosci. 2019;13:112.（根据 CC-BY 许可证从"开放访问"来源获取）

研究表明，智商较高的人在大脑各区域内和不同区域之间有更复杂、更密切协调、更长程的神经连接。因此，纳米机器人介导的 B/CI 可以大幅度提高智能、模式识别和记忆，以创建复杂的生物和非生物网络。

创造与现实本身相同的虚拟现实，或成为纳米机器人介导的 B/CI 的潜在未来应用。在此，使用相同的网络连接，我们可以通过他人的眼睛共享生活体验。然而，这些未来的前景还存在许多伦理问题。

五、神经肿瘤学临床试验

虽然纳米机器人的大部分技术都是在动物身上进行研发的，但在此我们汇报一下基于人体的研究，目前此项目正接受欧洲相关机构审查并等待为其拨款。这项研究是创新性纳米材料针对脊柱骨转移癌的二次打击：抑制肿瘤进展和骨再生（INNATA）。该研究的目的是开发全新的治疗方法，用于抑制脊柱转移瘤的发展，同时促进新生的、健康的、具有一定机械强度的骨组织的形成。通过注射纳米结构材料，达成具有抗癌和诱导骨生成的双重目标：①合成生物兼容性水凝胶；②通过加载抗癌化合物（GO，ILS）的聚合物纳米片（NS）进行渗透；③开发可注射治疗性 NS；④通过体外研究评估 NS 的抗癌、骨诱导和血管生成特性；⑤通过体内验证评估注射治疗 NS 的抗癌和骨再生效果。

六、局限性

关于纳米技术已有大量的研究报道。尽管付出了许多努力和大量的资本投入，但目前进入实用阶段的纳米机器人仍然有限。限制这些技术应用的主要原因之一是纳米机器人的安全性和生物兼容性问题。理想情况下，它们应该通过皮内注射进入人体，通过血液循环完成其预设的任务，然后通过微生物的微环境或排泄来降解。另一个非常重要的方面是设计纳米机器人时的材料选择，因为其表面如果发生变化可能诱发机体的炎性反应，降低了它们的预期寿命和疗效，甚至诱发不必要的免疫反应。

目前的临床前研究针对这两个方面进行分析，即生物兼容性和安全性，以及寻找适合的材料来生产纳米机器人。这些临床前研究已进行了动物实验，不久的将来或许可以在人体上实施这些研究。

下一步应该是为这些纳米机器人的大规模生产提供基础设施，同时通过组织和分子工程学的发展，设计新的生物兼容性材料。还要为纳米机器人创建新的活动方法，以及磁性自动装配、磁悬浮装置等，赋予纳米机器人更多的功能，令其更安全，并避开患者的免疫系统。

七、伦理问题

个体的个性和性格，部分是由遗传决定的，部分是由训练和生活经历决定的，它们集成并储存在大脑中。尽管这项新技术旨在以很少或没有并发症的情况下进入大脑内的高级功能区，但它可能会影响个体的人格特征，这无疑会引起严重的伦理问题。这些问题肯定要由FDA、EMA等监管机构来解决。

正是由于这个原因，以及这种技术的高成本，纳米机器人仍然处于一个非常初级但颇具前景的阶段。

然而，在未来的几年，神经外科很有可能跨越机器人技术上许多重大的里程碑。回顾过去，我们的历史与当前正处于萌芽的机器人前身错综复杂地交织在一起，我们的未来也将会如此：一个充满科技进步的未来。

八、结语

很可能在不远的将来，我们将能够开发出足够安全的纳米机器人，用于完成人脑与生物、非生物计算系统之间的实时接口任务，从而创建BTBI和BCI，特别是B/CI。目前的临床前研究正在努力解决纳米机器人生物兼容性和安全性，以及适用于生产纳米机器人的材料。尽管这项技术可能会影响人格特征及引起严重的伦理问题，但诸多监管机构肯定会考虑到这一点。正是由于这个原因，以及研发所需投入极高的资金，纳米机器人虽然极具前景，但尚处于初级阶段。

（陈宇晖 李 琦 译，魏梁锋 朱先理 校）

第七章

人工智能及物联网在神经外科手术室的应用

Mohammed Maan Al-Salihi, Maryam Sabah Al-Jebur, Tetsuya Goto

随着第四次工业革命的开始，人们对以人工智能（AI）、大数据、物联网（IoT）和机器人为代表的医疗 AI 系统的兴趣比以往任何时候都要浓厚。AI 是具备思考和学习能力的机器，经历了从道路上自动驾驶汽车到家庭中数字个人助理的应用革命。AI 通过机器学习（machine learning, ML）引入医学学科，其中神经外科从 AI 驱动的技术创新中获益最大，尤其是功能和立体定向神经外科亚专科。在运动功能失调和癫痫等神经外科疾病中，AI 的自动化诊疗应用包括诊断性脑成像分类、术前计划、术后患者转归预测、颅内致痫灶的定位及选择适于手术治疗的病例；此外，还有自动化手术辅助设备和手术机器人。此类应用有可能提高准确性并节省神经外科手术的时间。尽管当前对 AI 和 ML 的研究已经如火如荼，但鲜有外科医生了解其基本概念。

同样，很少有外科医生熟悉 IoT 和数字生物标志物。IoT 属于包含嵌入式技术的任何物理对象网络，由包含嵌入式传感器的设备组成，用于与其内部状态或外部环境进行通信、感知和交互。虽然 IoT 和 AI 之前有其各自的定义，但 IoT 最近已经发展成为包括医疗 AI 在内的技术，并广泛应用于医疗领域。在神经外科脊柱疾病的新近研究中，使用了各种设备和传感器来实时监测患者的身体活动，从而有助于改善临床诊疗，降低医疗费用。IoT 的原理是通过包含嵌入式传感器的设备不断地从环境中收集信息，并利用无线网络将其传递到网关。该网关从各种设备的传感器接收信息，并将其传递到云端来进行收集、解释，并实时存储丰富的数据。OPeLinK 监护仪是应用于术中的通信接口，通过该接口构建下一代网络化的外科手术室，称为智能网络手术室（smart cyber operating theater, SCOT）（图 7-1，图 7-2）。SCOT 创新性地将神经外科手术室内多种设备互相连接，整合手术信息，如术野图像、麻醉数据、视觉诱发电位（visual evoked potential, VEP）监测及导航和生物识别数据，并以相同的时间线将其全部呈现于手术室的"决策台"，从而支持外科医生做出治疗决策（图 7-3）。SCOT 的旁边还有控制室，其中包含有 MRI 控制台及 OPeLinK 服务器。OPeLinK 服务器与其他设备之间通过内置在中央壁内的网络线缆进行连接，以避免对术中 MRI 产生干扰（图 7-4～图 7-6）。

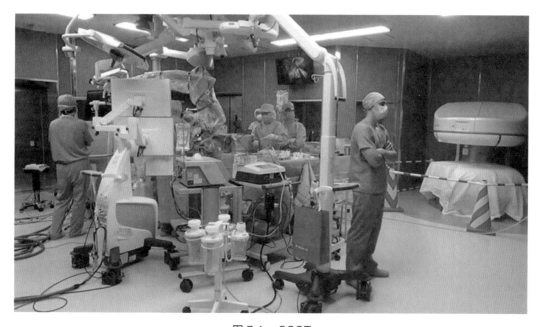

图 7-1　SCOT
术中 MRI 与手术台同处一室，与双极电凝器、导航系统和显微镜通过网络线缆连接到 OPeLinK

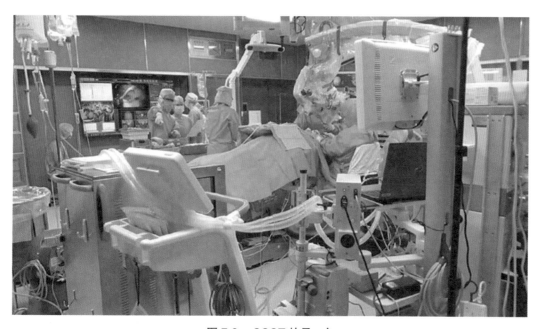

图 7-2　SCOT 的另一角
麻醉系统也与 OPeLinK 连接。墙上的 60 英寸 4K 显示器显示了 OPeLinK 的所有信息，可选择"实时"或"回溯"查看相关监测信息。外科医生通过该监视器与决策台进行沟通

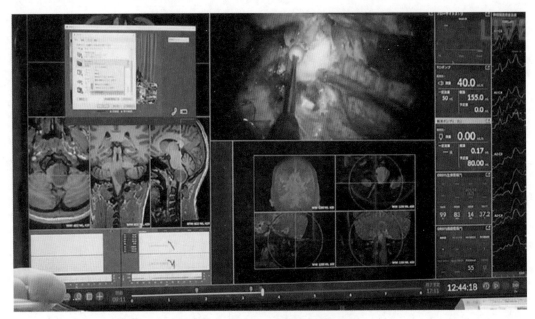

图 7-3　OPeLinK 的壁式监视器

左上图所示为与决策台的通信画面。左下图为导航信息，中上图为显微镜视野。中下图和最下方的行条为任务历史记录系统。任务历史记录不仅可以显示于时间轴栏目，还可以显示于导航系统中。输液泵、麻醉信息、患者的一般情况和电生理监测信息（ABR 的波形）均显示在右侧图中。此图片表示实时模式（仅凭此静态照片判断该显示状况是实时信息的还是调阅的回溯信息，尚有难度）

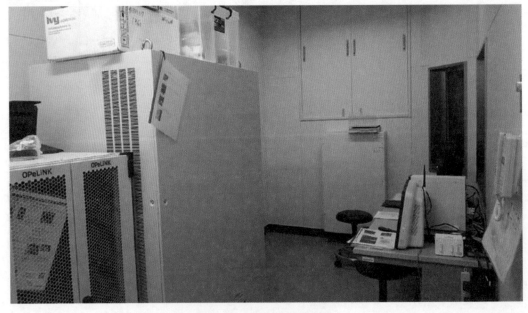

图 7-4　SCOT 旁的控制室

图中右侧为 MRI 控制台，左侧为 OPeLinK 服务器。连接 OPeLinK 服务器和每个设备的电缆均敷设于内墙中，以免干扰术中 MRI。该系统采用有线网络线缆连接，而非无线网络

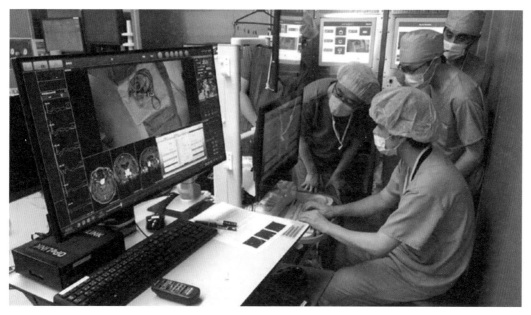

图 7-5 OPeLinK 的壁式监视器控制台和电生理监测系统
左侧为 OPeLinK 的壁式监视器控制台，右侧为电生理监测系统

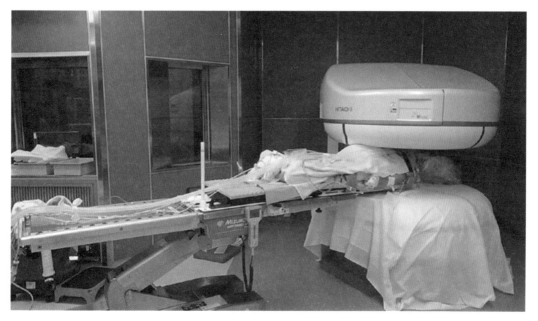

图 7-6 术中 MRI 数据能直接更新到导航系统

该系统已高度机械化并已用于神经外科显微手术和内镜手术，对于确定恶性脑肿瘤的切除范围、保留神经功能有极大的帮助（图 7-7）。

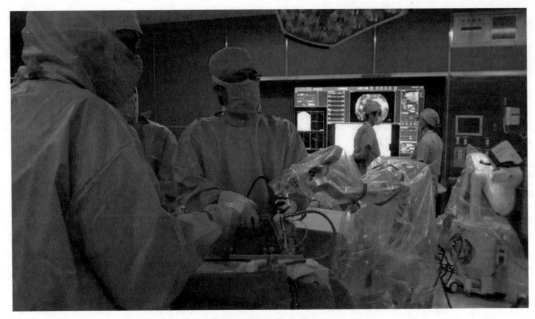

图 7-7　内镜神经外科手术也在 SCOT 进行

本章将介绍 AI 和 IoT 的基本概念及其在神经外科领域如何推动现在与未来的技术创新。另将描述创新性手术室，如 SCOT 手术室在神经外科的开发和应用。

一、人工智能在神经外科的应用

神经外科的人工智能、机器学习和自动化　AI 是计算机科学的一个分支，它利用计算机对智能行为进行模拟。AI 的一个重要子集是 ML，即通过研究大量数据来训练计算机算法和学习模式，无须对每个单独的任务进行严格编程（表 7-1）。有趣的是，在我们的日常生活中，AI 已经通过 ML 得到了广泛的应用，甚至已经潜移默化，包括网络搜索引擎和网购建议、智能手机语音识别和电子垃圾邮件过滤器。同样，AI 和 ML 已经进入临床医学领域，并在各种临床应用中证实了其作用，达到了与专科医师相近的能力，其中涵盖了诊断、手术计划、手术决策、手术流程，预测患者转归、提高工效和完成术后报告等内科与外科领域的各个阶段。

神经外科的发展始终依赖于尖端技术，AI 的临床实施为此提供了重要的帮助，尤其是对于脊柱、血管和肿瘤外科等亚专科。AI 自动化改革将推动即将到来的医学技术革命。如果 AI 协同手术机器人和手术辅助设备一起应用，不仅在内科治疗，而且在手术室工作和手术治疗方面也可以起到降低成本、减少医疗失误、扩大医疗服务范围和提高患者自主权的作用。

目前的诊断技术产生了大量的数据，需要由经过培训、具备高灵敏度和特异度诊断能力的专家进行分析调查、去粗取精和初步解释。对含大量噪声数据样本进行定量分析，并非人类的专长，因为人类不可能对 MRI 或 CT 数据每个层面的每个体素进行定量比较和分析。应用 ML 自动化技术的人工神经网络来分析放射学数据，能够以更高的分辨率和速度实现对数据更准确、更快的定量处理。由于 ML 使用每个体素作为单个输入特征，因而提取的数据量极大。

表 7-1　临床任务中有监督、无监督和强化学习的机器学习模型

ML 模型	算法	机制	应用
有监督学习	支持向量机（support vector machine, SVM） 随机森林（random forest，RF） 人工神经网络（artificial neural network, ANN） 朴素贝叶斯（naive bayesian）	使用已知训练数据集进行训练 推断预测结果 预测未来结局	临床预测，如治疗结局预后推测
无监督学习	K均值 模糊C均值（fuzzy C-means） 分层聚类	数据集未进行分类或标记 负责识别聚类值 无法预测 对数据的基本结构或分布进行定性建模	诊断：识别症状群/成像数据的模式识别 帮助制订治疗策略 患者选择
强化学习	蒙特卡罗（Monte Carlo）算法 Q 学习（Q-learning） 状态-行动-奖励-状态-行动（SARSA）	奖惩训练 根据对其行为的简单奖励，确定特定背景下的理想行为	分配任务 患者出院决策 手术辅助和机器人的算法管控

资料来源：Traverso, Alberto & Dankers, Frank & Osong, Biche & Wee, Leonard & Kuijk, Sander（2019）. Diving Deeper into Models. https://doi.org/10.1007/978-3-319-99,713-1_9

此外，计算机辅助数据分析是基于其无创的临床应用特性，因而 ML 可应用于诊断、影像分割或临床转归的预测。例如，仅通过 MRI 数据即可预测胶质瘤中分子的表达，而传统的分子水平的分析则需要行有创手术采集组织样本。

因此，AI 在医学和神经科学中潜在的应用范围很广，并且因现代临床医学所生成和存储的大数据而更进一步得到加强。其中特定算法可用于分析多模式临床数据源，如实验室报告、电子病历、二维和三维影像扫描及临床图像。根据使用的技术，AI 可以自动并优化实施、管理、调整临床工作，从而减轻人类工作负担，提高准确性并消除失误。

（1）AI 在非手术方面的应用：AI 在神经外科非手术性方面的应用，包括用于诊断的神经影像分类以快速侦察某些疾病。已有研究报道将 AI 算法应用于医学影像以实现肿瘤自动分类、诊断急性缺血卒中或动脉瘤及预测胶质瘤特征等。此外，AI 自动化能够拥有接近神经病理学专家的诊断能力，尤其是在基因组分析和组织病理学、电生理学和电子病历分析等方面。此外，最近的回顾性研究报道称，这些算法在决策任务方面（包括术前计划和转归预测）甚至优于临床医生。关于术前计划，有研究将 ML 与医生进行了比较，在影像上自动识别肿瘤边界、定位致痫灶及利用基于 ML 的自然语言进行筛选和确定儿童癫痫手术患者等方面，ML 都获得了很好的效果。ML 还被用于蛛网膜下腔出血后的血管痉挛风险评估，以及预测组织损伤和急性缺血性卒中的疗效。ML 模型具有更高的影像分割速度（中位数为 36 ～ 40 秒），而手动分割为 20.2 分钟。4 项应用 ML 进行致痫灶定位的研究表明，在基于功能磁共振成像（fMRI）区分左、右侧颞叶癫痫原发灶（temporal lobe epilepsy, TLE）方面，ML 的准确性更

高；但通过遗传信息和临床症状来区分 TLE 与颞叶外癫痫时，ML 尚略逊于神经病学专家。ML 还可通过 MRI 特征预测脑肿瘤患者生存率，根据临床特征预测创伤性脑损伤，从而有助于患者分类和有效地进行临床治疗决策。

ML 的临床应用可能会取代临床医生，即出现所谓的人机相较范式（human vs. machine paradigm）。在临床实践中，虽然 ML 能够以更高的精度执行给定的分析，但仍须参考临床医生的建议。一项系统性综述表明，ML 模型在协助临床医生决策时发挥的效果更好，即所谓"人机合作"（human-and-machine）理念。有 4 项研究报道了临床医生结合 ML 的影像分割和诊断，结果表明，ML 联合临床医生决策优于单独 ML 或单独临床医生决策。这提示 ML 和临床专家之间应相辅相成。

在实践中，ML 面临的困难在于，建立此类模型需要大量正确分类和完整的数据。由于目前的研究报道都源于更高质量数据，因此 ML 模型性能可能被高估，而在真实临床环境中的性能并非理想。另外的困难则是出于隐私考虑，对患者数据访问存在局限性，这使得 ML 难以获得高容量训练数据集。为了克服这些困难，进一步的研究方向应该考虑人机合作的方法，以便发掘 ML 强大的分析能力，从而能够更好地提高临床医生的工作效能。此外，还需要努力建立法律制度和道德伦理准绳，以在临床应用前后收集训练数据集，并验证和监管 ML 模型的性能。

（2）AI 在手术方面的应用：ML 可以通过控制手术辅助设备和自主手术机器人的机制协助神经外科操作，从而使手术操作更精准并避免失误。神经外科辅助设备旨在最大限度地提高手术的准确性和自由度，同时将操作副损伤降至最低。因此，虽然外科辅助设备的表现取决于使用它的人，但在无机械辅助的条件下，出于各种身体因素和精神因素，外科医生的操作欠准可能导致 23.7% ～ 27.8% 的手术失误。因此，半自动手术显微镜和内镜等是能够自动定位的手术辅助设备，有助于脊柱和颅脑的手术；自动化图像导航系统能够利用术前或术中采集的图像数据来协助手术路径的规划，而其他各种自动化手术辅助设备能够在手术操作邻近重要结构时提醒外科医生。这些都将极大地提高手术治疗的快速性和准确性，并尽可能减少人为因素的技术错误和附带损伤，从而极大地减少手术后神经功能障碍。

得益于机器人辅助设备、AI 自动化技术及伴随着先进的传感技术（机器视觉、触觉及运动传感器和运动物理引擎）的结合，在不久的将来可能实现部分甚至完全手术自动化。例如，目前对软组织进行的自动手术操作已经超越了当前人类操作的技术能力。在过去的 15 年里，机器人系统正以指数级速度迅速进展，并且具有更大的自由度、更准确的手术器械定向和定位，以及卓越的三维立体视觉。除此之外，它们最大的贡献在于消除人手颤抖、提高操作分辨率、缩减手术时间、强化操作边界管控以避免对邻近敏感区域的损伤。然而，机器人操作仍需要由人类实时控制。常规通用的机器人系统包括 PUMA 200,它于 1985 年被引入神经外科，并成为成功实施脑组织活检的第一台机器人。从那时起，机器人系统的应用已经发展到脑室引流管置入、放射外科、脑深部刺激术中电极置入，以及难治性癫痫术中立体脑电图电极置入和激光消融等领域。许多不同的手术机器人系统已经作为市售、科研的原型机，也有的已经停产。目前市场上活跃的神经外科机器人包括最早开发于 1987 年的雷尼绍（Renishaw-Mayfield SA 公司，瑞士，尼翁）；2003 年报道的 Delta 平行显微镜承载机器人，SurgiScope（ISIS Robotics, 法国，圣马丁）；首次完成 DBS 电极置入的 ROSA 机器人（MedTech SA., 法国，蒙彼利埃）；部分自动化的 Renaissance 机器人（Mazor 机器人，凯撒里亚，以色列）能使用术前影像来引导椎弓根螺钉置入。根据人机交互方式将手术机器人分为 3 种：①监控系统，即在医生监管的前提下，机器人使用患者的颅脑 CT 或 MRI 影像来制订手术计划并自动完成手术；②遥控系统，即机器人利用触觉接口实时复制外科医生的手术操作；③共享控制系统，它属于共生系统，手术由外科医生完全主导控制，而机器人只作为辅助，通过机器人的辅助可以避免外科医生的操作震颤，并确保手术操作处于安全的区域内。

虽然神经外科机器人能无形中节省外科医生的时间并简化复杂的手术，但最近 AI 控制算法与手术机器人相结合，创建出第四种全自动手术机器人，能进一步增强手术能力、改善疗效，并增加不需要人为干预的自动操作能力。Shademan 等在 2016 年报道了在活猪体内完成小肠吻合的自主手术机器人 STAR（smart tissue autonomous robot）。未来的自主机器人可以独立于人类干预来主动地进行观察、思考和行动。手术机器人可以通过 ML 的教学，或直接明确的编程，或观看外科医生手术、视频，或在虚拟现实场景中训练来实现自动化。尽管机器人的表现显著优于人类专家，但机器人还必须能够正确判断与手术相关的各种感官输入，如手术野的触觉和视觉特征及位置信息，并且必须具备能够安全地实现手术目标的详尽数据库。因此，机器人手术需要结合 AI 自主学习和专家指导纠正，并在外科医生指导下不断改良和强化。自主手术机器人应满足以下 3 种能力：独立于人类，应对复杂的任务，挑战困难的环境。但是，目前 AI 还不能将动作序列或手术视频转变为手术机器人的自主行为，也不能学会需要主动完成、具有多个层次的复杂任务。然而，将这些复杂的手术任务分解为简单的动作和子任务，可以有助于对术者行为范式进行操作行为分析。达芬奇手术系统可记录操作运动和手术视频，并将机器人手术操作运动进行分解。此外，深度学习技术已被用于影像分割；将非手术影像数据库用于指导预训练的数据架构。然而，由于难以提供高度灵活的时间序列数据，手术任务的分割仍然是一个悬而未决的问题。为了解决这一问题，达芬奇手术系统开发商和约翰斯·霍普金斯大学建立了一个由运动和视频数据组成的术中操作数据集。目前，用于非神经外科手术的一些自主机器人系统已经根据人类提供的示例数据集成功完成了独立手术任务。2006 年，有报道称 EndoPAR 系统使用来自 25 名外科医生操作运动轨迹的递归神经网络数据库自主完成了打结任务。通过观察学习，该系统还可以实现诸如清创术和图案切割等多层面子任务的自动化。KUKA LWR 平台使用基于技术演示的学习进行了自主显微吻合。已经在使用的部分自主手术机器人是 Mazor X（能够通过术前影像计算并指导椎弓根螺钉置入的路径）和机器人放射外科手术系统（射波刀）（CyberKnife，第一个用于无框架立定向放射外科的系统）。射波刀目前仍是唯一商用的可用于自主治疗肿瘤的手术机器人。监控自主手术机器人仍被视为最有前景的自主手术机器人，包括结合人类干预的强化和高水平监控共享机器人系统，以及执行精确运动技能的机器人。

目前的研究证实，可对软组织进行自动化操作的机器人未来将大有作为。然而，目前仍需要深入的探索才能将 AI 有效地应用于计算机辅助神经外科手术。

二、物联网在神经外科中的应用

1. 物联网（IoT）的概念　是指各种物品的网络化互连。它属于一种传感器的自配适无线网络，用于连接网络内相关事物。事物或对象是加入通信链内的任何项目。由于 IoT 的主要目的是提供以数据传输为特征的通信能力，因此射频识别（radio-frequency identification, RFID）或蓝牙模块等通信模块是其主要组成部分。这些模块嵌入在复杂系统中，使用传感器从其环境中收集信息，以便持续跟踪并记述数以百万计的事物。

2. IoT 在神经病学和神经外科中的应用 IoT 技术被广泛应用于医疗保健，即所谓的医疗互联网。这可以想象为将医务人员、患者、可穿戴设备、信息技术系统和医疗器械的软件应用连接起来的基础程序构架，能够使收集的数据更精确、相关度和质量更高，并将所有数据实时整合。此类技术通过监测过程和结果来提供颇有前景的益处，反过来又提高劳动生产力、节约成本、提高运营效率、提高患者医疗安全性，并极大地减少人为差错。许多基于 IoT 的系统已经应用于神经病学，包括通过步态分析评估患者跌倒风险的预测系统，用于帕金森病行为分析和神经康复的可穿戴设备，用于睡眠监测的可穿戴设备及癫痫发作的预测、阿尔茨海默病的早期检测和监测系统，痴呆和卒中的康复系统，监测不同神经状态的可穿戴脑电图，以及分析患者功能状态以评估退行性脊柱疾病术后手术结局。

在手术室管理中的应用：IoT 与手术室管理密切相关，虽然其实际开发应用存在相当大的滞后，它最早是用于灭菌流程管理。通过改善手术器械的灭菌流程来控制外科感染，这对于医疗机构降低成本和提高安全性、有效性非常重要，如使用无线温度传感器来监测灭菌误差、有效性和计算安全库存。IoT 传感技术可应用于：①器械包灭菌错误报警，根据灭菌标准，如果发生处置失误可即刻通知；②器械包过期报警，显示无菌包是否过期或即将过期；③器械包库存不足报警，根据灭菌状态报告器械包库存是否即将发生短缺，显示需要灭菌器械的确切包装数量，以及库存所需的数量。因此，除了确保灭菌过程的安全性和降低成本外，监测不同灭菌项目和灭菌对其影响的器械可以使我们实时发现问题、分析原因并提出改进方法。通过这些手段可以有效地控制医院感染。

此外，使用 IoT 驱动系统能够对手术器械运动进行可视化，包括外科医生的镊子和电凝器，在监视屏上为外科医生提供了每个器械的实时反馈。因此，该技术能够研究影响手术操作的因素，进而提高手术技能并确保患者安全。

2017 年，Nexeon MedSystems 报道了一种新型脑深部电刺激（DBS）设备，它可以记录神经元活动的局部场电位（local field potential，LFP），并提取、分析和使用局部场电位进行算法的自我调整。刺激和采集的信号不仅可以自动优化运动障碍疾病的治疗，还可以与患者的行为状态信息相关联，从而为该疾病对患者的影响方式提供更深入的分析。该公司还创建了 CranialSuite 系统用于手术计划，它可将基本的手术路径计划与神经导航相结合以获得框架坐标，从而改善手术室工作流程，并能更精确地对靶点的解剖和功能进行定位。它还创建了 CranialCloud 框架，该框架将来自患者脑内的直接记录信号与来自手术计划系统的影像融合，以分析电极位置和患者治疗反应之间的关系。

更先进的技术是能够实时结合 IoT、大数据技术和云计算的能力。通过信息和通信技术，IoT 设备能够充当机器人的感官输入。如前所述，医用机器人已在患者监测、手术、假肢技术领域，以及肌肉疾病、认知精神障碍患者中广泛应用。假肢机器人肢体通过连接在截肢区域的传感器感知肌肉压力和相关神经，识别患者的意图并控制其运动。同样，在手术室中，由 IoT

驱动的摄像机可以提供视觉输入并分析术野，以及通过监测患者数据，告知机器人如何进行手术。此外，可以在手术器械中内置 RFID 标签，以便于识别和自动识别。目前已经开发了检测 RFID 标签的天线系统，可以追踪手术室中的每个手术器械。同样，通过手术场景的数字化，可以在手术过程中实时自动检测和分析医务人员的运动及工作流程。以相似的原理开发出了 OPeLinK 系统，正是通过这些技术，发明了连接各种医疗设备的智能网络手术室。

三、智能网络手术室

目前已经开发的智能手术室能在术中使用脑部 MRI 影像更新导航数据，实时记录诱发电位以监测脑功能，还可以进行快速诊断。因此，它有助于避免脑组织移位产生的误差，可以在手术结束前检查是否存在残留肿瘤，并通过从各种监测设备不断得到的生物信息，获得术中操作和治疗的反馈，从而改善疗效，令肿瘤患者达到更高的存活率。然而，在智能手术室中，外科医生必须整合从每个设备获得的不同类型的信息，才能做出明智的决定，因此，这也称为"信息引导手术"或"基础智能手术室"。为了充分整合所有信息，建立了标准 SCOT。除了开放式 MRI 和快速诊断检测系统外，标准 SCOT 的核心组件是通信接口，用于连接和网络运行环境中的所有设备。Okamoto 等基于 ORiN 开发了新的手术室接口 OPeLinK，前者是广泛应用于工业的网络开放资源接口。

术中确定医疗决策，尤其是在恶性肿瘤手术中，不仅依赖于 MRI 获得的形态学数据或导航信息，还取决于各方面的功能数据，如大脑皮质位置，以及恶性肿瘤的组织学数据。在手术室应用 SCOT 呈现全面信息，有助于手术组医生在手术期间做出决策。它能实时整合各种信息来源，包括电凝器功率、手术器械位置、诱发电位监测记录、患者监测数据、麻醉数据、术中影像结果、神经导航系统和手术野视频数据等。此外，它以最佳布局将这些资料呈现出来，除了影像资料外，它还收集整理数字资料。所有这些数据都可以实时显示于手术室的外科医生和工作人员的手术决策台上，甚至可以实时显示于上级医生的办公室中（图 7-8，图 7-9）。手术组和上级医生可以在同一时间评估信息，从而更有效地进行讨论，做出最佳决策。此外，它可以记录这些收集的数据，并以时间同步化进行比较，以侦测手术是否将引起并发症，从而提高手术的透明度。它还可以通过记录术后复发率和并发症数据以助于开发数据库，并自动将每个患者的形态特征与标准脑形态对照，从而能够比较既往和当前治疗情况。

信息不仅可以通过口头传达，还可以在监视器上通过绘图形式传递。

在神经导航手术中，最大的问题是如何将患者影像、术中位置、手术机器人进行准确的整合，以获得精确的术中操作。此外，由于机器人可以实现手术系统设备的自动化，通过自动机械手术台或机器人辅助手术显微镜的开发，可以为每一个病例实现模式化手术室配置，从而减少手术准备时间，还可以使用自动机械手术台搬运患者。此导航决策系统与自动机械辅助设备称为进阶版智能网络手术室（Hyper SCOT）。

迄今为止，SCOT 已被成功地应用于信州大学医院（Shinshu University Hospital）的经鼻蝶入路垂体腺瘤切除手术。最近，Muragaki 等在东京女子医科大学应用了 3 种类型的 SCOT，即基础版、标准版和进阶版智能网络手术室设备，治疗了 56 例脑肿瘤、功能性神经外科疾病和骨科疾病，但结果尚未发表。

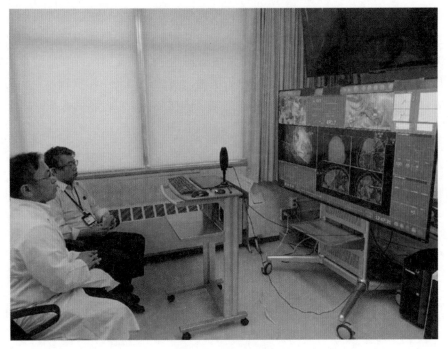

图 7-8　手术决策台

监控信息不仅显示在手术室内，也同步呈现于另外的房间。上级医生根据所呈现信息判断术中情况，并帮助确定下一步手术操作和进程

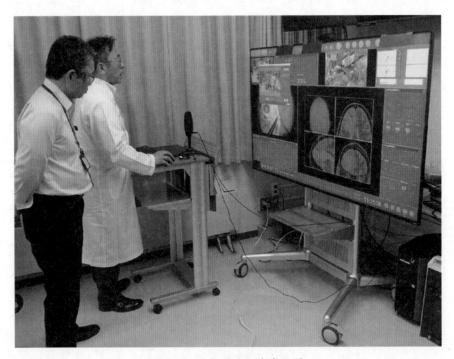

图 7-9　上级医生和术者通话

四、结语和展望

尽管许多神经外科医师的兴趣不大，但使用 AI 和医疗 IoT 对患者进行诊断、治疗和监测已进入神经外科的临床应用阶段。了解临床适用的 AI 驱动的自动手术机器人将改善手术治疗效果，使患者获得更好的预后。由于网络、传感器和 AI 辅助自动化技术的不断进步，医疗 IoT 的多样性和准确性得到了进一步提高。当今，建立智能手术室 SCOT 不仅可行，对手术显微镜或神经内镜的应用也将如虎添翼。这类技术将有助于优化手术器械的使用，提高手术过程的安全性和规范性，从整体上提高手术治疗的效果。然而，许多应用仍然处于初级验证阶段，因为涉及神经外科医疗 IoT 的 AI 研究仍处于起步阶段，因此值得进一步深入研究。神经外科医生应理解 AI 和 IoT 应用的基本概念和可行性，这将有助于神经外科疾病诊断和治疗模式进一步发生转变。

（方　翌　吴箭午 译，魏梁锋　朱先理　校）

第八章

机器人辅助支具

Tetsuya Goto

当前，神经外科的显微手术和内镜手术已经是非常成熟的技术了，具有丰富的神经外科知识和高超的手术技巧是完成高难度手术必不可少的条件。然而，在手术全过程中保持精细精确的操作颇具挑战性，因为外科医生是人，不是机器。外科医生的精神状态和身体状况必然对手术结果存在或多或少的影响。当外科医生疲惫不堪时，注意力就会下降，容易发生操作失误。外科医生的肌肉和关节不能长时间保持在同一位置，否则就会导致生理性震颤的加重，影响手术的精细操作。

目前已经开发出了各种类型的手术机器人，以代替外科医生进行手术操作。研究人员认为，手术机器人能比人类更精确地进行手术操作。事实上，手术机器人甚至可以完成外科医生不可能进行的操作。机器人辅助手术可用于常规方法难以完成的十分困难和复杂的手术。但在另一方面，我们也应该认识到，经验丰富的工匠可以做出极度精致的作品，其精度远超工业化产品。外科医生认为，神经外科也是一门"艺术"，而不仅是一门"科学"。我们的最终目标不是开发手术机器人，而是利用机器人技术达到更理想的手术效果。

本章介绍了两种用于临床手术的机器人辅助支具。虽然它们不能独立完成手术，但却能极大地提高外科医生精确操作的能力，以完美的手术技巧完成手术。

一、iArmS 术者臂架

1. 开发原因 　人类的手和手指都存在生理性震颤，外科医生伸展手臂时，手臂的肌肉张力增高，就会出现手部震颤。通过给予手臂支撑或降低肌肉张力，就可以减轻或消除这种震颤。在显微神经外科手术中，手术器械需要连续精确的运动。外科医生将手臂倚靠在适当的位置，就可以实现精准的手部运动。为了保持稳定的操作，外科医生往往把手臂、手腕或手指固定在开颅骨窗的边缘、头架或座椅的扶手上。过去已有许多类型的扶手，或与手术椅相连，或独立于手术座椅。自由移动式扶手（freely movable armrest，FMA）可以根据外科医生的要求任意改变位置。智能手臂（smart arm®）是 FMA 的一种类型，已在市场上销售了 20 年。当手动按压关节的压缩空气制动器时，可以按照需要移动扶手。使用 FMA 可以减少进行精细显微外科手术时的震颤，从而为良好的手术效果提供保障。

尽管在辅助手术操作的精确性方面，FMA 存在许多优点，但它并没有被广泛采用。因为外科医生手臂的最佳位置经常随着手术操作的要求而变动，而在手术期间将扶手调整到最佳位置并非总是可行的。如果扶手在手术进行中自动移动并可作为外科医生的依托，那么就能更好地满足外科医生的要求。为了实现这一目标，我们开发了iArmS：自动调整的，可自由移动的扶手。

2. 材料　iArmS由臂架、机械臂和底座组成（图8-1）。臂架为凹槽状，外科医生可以把前臂放在上面（图8-2，图8-3）。在臂架和机械臂之间有力传感器。机械臂有5个自由度，没有使用电动马达。每个关节都有电动制动器和编码器。底座有4个可移动的轮子，可以独自站立。iArmS有三种工作状态：随动、固定和待命。在随动状态下，电控制动释放，机械臂通过每个关节的配重向上移动，此时，臂架从下面托起外科医生的手臂。

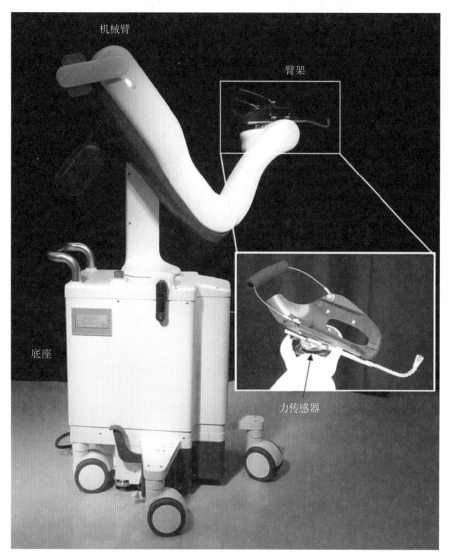

图 8-1　iArmS 的侧面观

iArmS由臂架、机械臂和底座组成。在臂架和机械臂之间有力传感器以感知外科医生手臂活动，同时向机械臂发出控制信息。机械臂托架为30cm，iArmS的总重量为100kg，如此配重是为了避免其倾倒

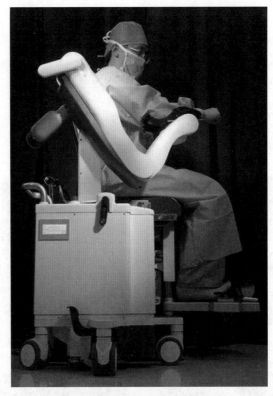

图 8-2　iArmS 与外科医生的坐姿
iArmS 与手术椅相连，并跟随其移动

在随动状态下，外科医生的手臂和臂架之间的摩擦力可使 iArmS 被动跟随术者手臂移动。在固定状态下，通过锁定电控制动保持臂架位置固定不变，并作为依托支撑外科医生的手臂。当外科医生的手臂离开臂架时，如在更换手术器械或移动手术显微镜时，它就自动进入"待命"状态，臂架通过锁定电控制动器保持其原有位置。当外科医生的手没有搁置在臂架上，同时设备处于随动状态时，臂架会远离患者。每种状态都是通过分析来自臂架上的力传感器和每个关节编码器的信号而自动转换。

iArmS 是 2016 年由 DENSO 公司（Kariya，日本）出品的。现在，所有权利已经转移到 TOHO 工程公司（Nagoya，日本）。到目前为止，它只在日本进行商业销售。

3. 用户评价

（1）操作性能：许多外科医生认为，iArmS 可以减少显微神经外科手术中的操作震颤（图 8-4）。神经外科医生常将手臂倚靠于固定的物体，以有效地减轻手部震颤。既往的试验也证实，通过对手臂适当支撑可以明显减少外科医生手部震颤。然而，在某些情况下，手臂不一定总能找到适当的倚靠。此时，iArmS 就成为有用的辅助。那些在没有 iArmS 支持时感到手部震颤的外科医生，在使用 iArmS 时可以感到震颤减轻。这一结果意味着在通常情况下使用 iArmS 时可以减轻手部震颤。但是不同的外科医生及在不同的情况下，手部震颤的发生程度不同。某些外科医生认为，他们可以在没有手臂倚靠的情况下仍保持自己的手臂稳定操作，而不需要使用 iArmS。

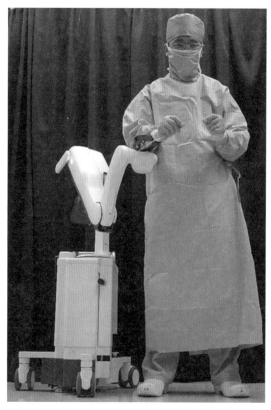

图 8-3　外科医生站立时 iArmS 的正面观

机械臂的高度可以通过调整底座上的开关而改变

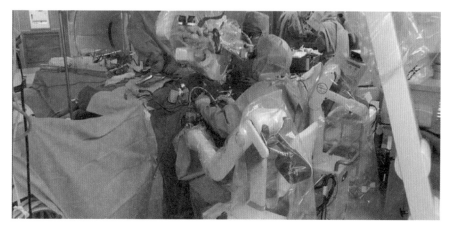

图 8-4　显微神经外科手术中的情况

术者坐在手术椅上，两组 iArmS 连接到手术椅上。外科医生的双臂放在 iArmS 上

　　使用 iArmS 可以轻松完成手术。这不仅减少了手部震颤，还可以使用更多种类的手术器械。外科医生手部的稳定性和手术野所处的解剖位置决定了手术器械进入术野的角度和可操作性。使用 iArmS 后，外科医生的手臂可以被支撑在合适的位置。外科医生可以根据术中解剖特点选择合适的器械和进入术野的角度，因为他的手臂可以在前所未有的无震颤、无疲劳

的情况下使用所需的手术器械。在使用较长的手术器械时，如动脉瘤夹钳，iArmS 就凸显其作用了。

神经外科使用 iArmS 的另一种场合是内镜手术（图 8-5）。过去，内镜是由外科医生手持或专用固定支架保持稳定。现在，iArmS 可作为持镜手臂的倚靠。保持外科医生的手部稳定并减轻其疲劳，可以为准确的手术操作提供保障。内镜固定支架虽然也能防止术野图像的晃动，但是在使用内镜支架时，外科医生必须暂停手术操作，再将内镜移动到合适的位置。此外，在内镜手术中，术者所见为术野的二维视频图像，因此需要前后稍微移动内镜以使用"动态立体视觉"感受手术视野的深度。iArmS 既能使外科医生的手保持稳定，又能在内镜经蝶窦手术中提供良好的可操作性。在内镜手术中使用 iArmS 的另一个优点是延长了内镜擦拭间隔和保持清晰的内镜视野。内镜手术完全依赖于清晰的内镜图像，如果物镜端被术野的液体等玷污，术者就无法看清术野。通过增加持镜手的稳定性可以减少物镜被玷污，这也是 iArmS 的优点之一。

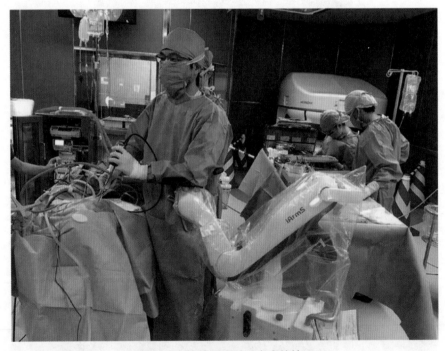

图 8-5　内镜神经外科手术中的情况

外科医生站在 iArmS 旁边。左手拿着硬质内镜，并由 iArmS 握持。在术中，无菌铺巾覆盖机器人手臂和 iArmS 的底座。臂架可重复使用并独立消毒，以保持外科医生的手臂和臂架之间有足够的摩擦力

（2）减轻疲劳：导致外科医生疲劳的原因是多方面的，不仅包括进行高度复杂的手术原因，还包括术中失血、手术时间（众所周知，许多神经外科手术需要很长的时间）、与同事交流等原因。另外，惰于手术的心态也会增加术者的疲劳。

iArmS 可以通过支撑外科医生的手臂减少外科医生的疲劳，从而减少肩部和手臂的紧张。特别是在内镜手术中，外科医生的疲劳源于注意力高度集中的同时还手持笨拙的内镜。内镜支架可以减少外科医生的疲劳，但手术的可操作性会降低。某些使用 iArmS 的外科医生也会

感到疲劳。尽管 iArmS 会自动跟随术者操作，但外科医生尚需关注它。由于感到控制 iArmS 很困难或很麻烦，就可能会产生疲劳。提前练习使用 iArmS 有助于减少此类原因所致的疲劳。

（3）缺点：iArmS 的缺点是机器人占用了较大空间，成本较高，从而增加了手术整体费用。许多手术工具，如手术显微镜、导航系统、钻孔系统和电凝设备，必须置于术者附近。iArmS 的底座大而重，足以防止其倾倒，但也使得机器人占用较大空间，限制了外科医生在手术室内的活动范围。

二、archelis：支持术者的外骨骼

1. 开发原因　手术区域处于不可移动的静态，但为了以不同角度观察术野和进行手术操作，显微镜或内镜的视角和操作角度必须经常改变，因此外科医生常须保持站立以利于观察和操作。在长时间的手术中，这种强制性的站立姿势会导致外科医生疲劳和紧张，这种疲劳和紧张还会因各种身体负担而加剧，导致外科医生在整个手术过程中难以完成所需的精细操作。使用带有脚轮和高度调节器的手术椅不能完全满足外科医生的要求，而且它们还有许多其他的缺点，如当外科医生站起来的时候椅子不会动，当外科医生挪动自己身体时，手术椅不仅没用还碍事，调整手术椅高度还费时费力，准备坐下时还要小心座椅的位置，避免失足坐空。因此，如果有能支撑身体和腿部的装置，就可使外科医生始终处于轻松适当的体位而专注于手术操作。archelis 可以令外科医生无须分心而始终跟随着外科医生，不仅可以"坐"，还可以"走"。

2. 材料　archelis 是由 Nitto 有限公司（日本横山）开发的被动外骨骼装置，并由奥林巴斯医学科学销售有限公司（Olympus Medical Science Sales 有限公司，日本东京）和捷迈邦美（日本东京）生产。"archelis"这个名字源于希腊神话中脚步最敏捷的英雄 Achilles。在日语中，"a-r-che-l-is"可被称为"a-ru-ke-ru=i-su"，意思是"可行走的椅子"。

对于外骨骼，字面意思是昆虫的外部骨架，这也是理解机器人的关键之一。与外骨骼相反，许多动物包括鱼、鸟、哺乳动物和人类都有内骨骼。保护身体的盔甲就是古代人们的外骨骼，但是，盔甲除了覆盖身体表面外，并不能支持人体活动。目前有两种外骨骼机器人，有动力和无动力。动力外骨骼也被称为动力装甲或动力服，是由电动机、弹簧或阻尼器驱动的可穿戴移动装置。动力外骨骼能感知用户的运动，并向电机发送信号以移动外骨骼的关节。它可以增强使用者运动的力量和耐力。人类的基本运动、负重行走和攀登、举起或背负重物都可以由动力外骨骼来协助。

外骨骼技术最初主要应用于军事和康复领域。被动式外骨骼没有动力辅助，但与动力外骨骼类似，在机械方面可令使用者获益。被动外骨骼越来越多地用于工业自动化，以减少工人因疲劳而造成的伤害和失误。

archelis 对外科医生的下肢给予支撑，它佩戴在使用者的腿部，以保持其近乎站立的姿势。其刚性支撑部分由铝板和塑料组成，每个"肢体"的总重量约为 3.2kg（图 8-6）。刚性支撑通过尼龙魔术贴固定于外科医生的大腿和小腿，膝部有一个可以锁定或解锁的关节。

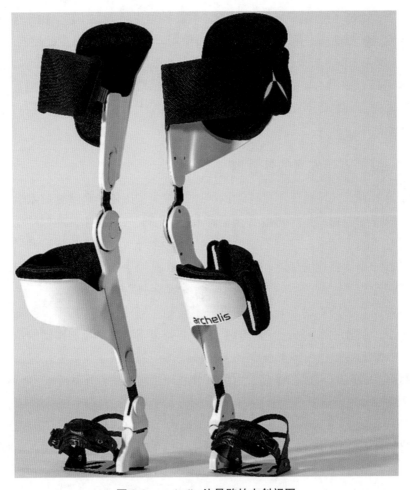

图 8-6　archelis 外骨骼的左斜视图

archelis 由两个独立的左右部分组成。其每个"肢体"的总重量约为 3.2kg。白色的刚性部分用尼龙魔术贴固定于外科医生的大腿和小腿（图片经 archelis 公司授权使用）

archelis 有两种模式：行走和固定。在行走模式下，archelis 的膝关节解锁，外科医生可以行走如常；在固定模式下，膝关节锁定，外科医生可以把全身的重量交给 archelis 承受。外科医生的膝盖可以保持在一个稍微弯曲的姿势，archelis 对大腿和小腿的支撑使外科医生感觉像坐着一样（图 8-7）。外科医生在穿手术服时佩戴上 archelis，离开手术室后脱下它（图 8-8）。在消毒铺巾之前，archelis 可以调为固定模式而令外科医生"坐下"休息。

3. 用户评价　在初步使用报告中，外科医生认为在使用 archelis 后，无论在手术中还是在手术后都感到很轻松。archelis 尽管使外科医生在行走时略感困难，但减少了其背部肌肉紧张，改善了工作条件。所有外科医生都表示会向他们的同事推荐术中使用 archelis。

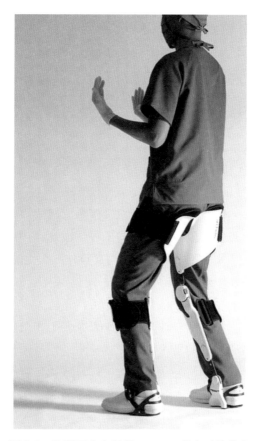

图 8-7　外科医生在佩戴 archelis 站立时的状态

白色刚性部分用两套黑色尼龙魔术贴固定于外科医生的大腿和小腿。通过对腿部和下背部的支撑，外科医生的感受犹如坐姿（图片经 archelis 公司授权使用）

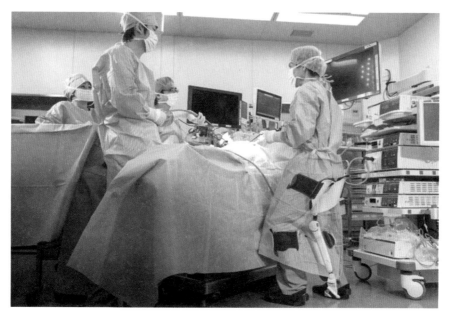

图 8-8　archelis 外骨骼在术中使用时的情况

（图片经 archelis 公司授权使用）

三、讨论

工业界在许多方面与外科学相似，如机器人技术的应用。如果说工业产品相当于外科手术的结果，那么工人就相当于外科医生，工厂就是手术室。正如工厂中有各种类型的工业设备，手术室里也需要各种手术设备。工业产品是制造过程的结果。由于操作能力、灵巧性、灵活性、解决问题的能力和智慧，工人是影响产品质量的重要因素。然而，工人从不凭自己的单打独斗来制造产品，"工欲善其事，必先利其器"：成套的工具、精确的加工仪器、合适的工作环境和有效的管理机构是生产优质产品的前提。

在手术室里也一样，各种手术设备都可以被看作是外科医生的支持系统。手术台、手术椅、头架和扶手，它们与外科医生的身体、手和脚直接接触，显微镜、内镜支架及其他设备的开关都由外科医生直接控制。对这些设备进行人体工程学设计，将提高外科医生的操控能力。如果这些设备采用了机器人技术，则可将其定义为支持外科医生的机器人。

工人和外科医生的区别在于对疲劳的保护。在工业界，生产力和劳工之间的关系已经受到广泛研究。保持高生产率的主要方法是合理分配工作量。大多数此类文献研究是有关装配流水线的工作均衡，在各工作站之间合理分配工作以减轻工作总负荷。相比之下，外科医生在手术期间却不能休息。值得注意的是，许多文献显示，外科医生的疲劳与手术结果没有关联。这些结论是在调查了手术结果与外科医生的工作量或休息时间之间的关系之后得出的。工业产品的质量会因为工人缺乏工作动力和粗心大意而下降，而这是由不断的疲劳积累所致。但是，外科医生却坚信他们在手术中不可能疲劳。

在工业界，装配任务的分配和人体工程学评估通常是分别进行的。长时间地重复手工动作会导致相关的肌肉骨骼劳损。特别针对相关骨骼肌肉疾病风险评估的"职业性重复动作法案"得到了广泛认可。国际标准化组织（ISO）（ISO 11228-3 技术标准）和 CEN（EN 1005-5）对此提出了标准措施，可用于评估从事高度重复性手工作业工人的风险。虽然外科医生不愿承认手术结果不佳是自己疲劳所致，但是他们的身体也一定会因工作而疲劳。我们应该认识到疲劳对手术结果的影响，并努力减少手术疲劳所致的肌肉酸痛。

四、结语

支持外科医生的机器人本身不进行外科手术操作，它们只是协助外科医生，就像扶手或手术椅，因此很难评估它们对手术结果的影响。与其他更重要的设备相比，医院购买这些外科医生支持设备的动力较小，因为这些设备并非"不可或缺的"。尽管外科医生支持设备可以提高手术的质量，但由于外科医生的工作风格不同，对其需求也不同。这些设备应该仅供那些想用的人使用。

（朱先理　译，魏梁锋　校）

第九章

用于机器人神经外科的增强现实和虚拟现实训练模拟器

Sandrine de Ribaupierre，Roy Eagleson

在过去的 25 年间，机器人手术在多个学科中的应用迅速增长。在某些特殊的神经外科手术中，早已采用机器人进行手术；然而，在更多的常规神经外科手术中，却没有普遍地使用机器人辅助手术。神经外科机器人在其他章已讨论，因此本章将重点介绍将增强现实（AR）或虚拟现实（VR）应用于机器人操作培训的一些示例。

在讨论 AR 和 VR 的使用之前，先回顾既往的一些实例。1990 年，随着一些商业产品的上市，如 Neuromate®（雷尼绍，1999 年美国 FDA 批准，英国）和 ROSA® 脑部机器人（Medtch/捷迈邦美，法国），机器人开始应用于颅脑神经外科。这些机器人的软件系统帮助外科医生在术前根据影像资料计划好手术路径，术中注册以后即可按照计划进行手术。无论是否需要联合使用立体定向框架系统，它们都给立体定向手术带来很大帮助。

1992 年基于可编程通用装配机器（PUMA）的手术机器人开发之后，类似的系统也开始应用于脊柱手术，使外科医生在做脊柱固定术时可以沿着特定的精确轨迹置入椎弓根钉。另一个例子是脊柱手术机器人辅助系统（凯撒里亚市 Mazor 机器人公司，以色列），以及后续拓展而来的 Renaissance 和 Mazor X 系统。

同时，我们也要看到遥控的机器人系统，如达芬奇手术系统。该系统由美国森尼韦尔 Intuitive Surgical 公司开发，自 2000 年开始用于腹腔镜手术。近来，该系统也用于脊柱前路手术，如腰椎前路椎间融合术（ALIF）、经口齿状突切除术或胸腰椎神经纤维瘤切除术。还有加拿大卡尔加里开发的 NeuroArm® 系统，其在 2008 年被首次使用。遥控机器人系统使外科医生能与患者不同处一室而仍能进行手术，如在患者接受 CT 或 MRI 扫描时。系统内置压力传感器，还可以对操作器位置数据进行过滤，以减少外科医生手部震颤对终端效应器（手术器械）的影响。还有一些更新颖、体积更小的机器人正慢慢融入神经外科诊疗中，如日本的技术团队开发的"智能手臂"，这是一种在狭小空间里能进行硬脑膜缝合等高难度操作的多功能机械臂。

机器人引导的显微镜或外镜（Synaptive 公司的 Modus V）是另一类值得关注的产品，其聚焦、视野和照明可以自动调整。还有其他类型的机械臂，可以帮助外科医生牵拉周围组织，以显露手术区域，或放置医生的手臂以减少震颤。

这些机器人系统都提供了 AR/VR 不同的应用实例，每个系统要求外科医生接受针对性培训，以便充分掌握手术室中的设备操作空间到术区内部操作空间的映射关系，并能够控制手术器械在术区内部工作空间的位置和轨迹。这就凸显了使用 AR 和 VR 模拟器进行手术训练的重要性。

一、增强现实和虚拟现实手术训练模拟器的设计

AR 是在真实表面或模型上，叠加显示辅助的影像信息。例如，可以将肿瘤和血管投射到颅骨的塑料模型或三维打印的聚氯乙烯脑模型上，用真实的手术器械进行操作练习。相比之下，VR 是一个完全沉浸式的虚拟环境，一切都是通过计算机图形进行模拟和可视化，包括模拟操作的手术器械。混合现实（MR）则是在真实表面上显示计算机生成的影像，就像 AR 一样，但真实世界的物体存在"空间感知和响应"，可以使学员与投射的影像进行互动。

开发基于 AR 和 VR 的手术培训系统的主要动力，不仅来自文献资料中对这一科技发展和应用的浓厚兴趣，更重要的是，人们可以通过此类系统收集客观指标以评估机器人教学系统。

对于任何外科手术，形式上的"复杂性"是通过该手术的不同步骤、任务层级而表现出来的。它包括一系列嵌套的任务和各种子任务。最底层的任务是以视觉和肢体运动为基础：术者操控手术器械，与组织之间相互作用，构成了基本的手术操作。术者通过视觉指导机器人操作手术器械，使其在三维空间中按照术者意愿活动，同时术者结合手部的触觉反馈判断手术器械与患者组织之间的相互作用。

因此，AR 和 VR 可以在最基础的视觉运动水平上模拟器械与患者解剖模型的互动，用来训练住院医生或外科医生的操作技能。目前，VR 似乎比 AR 更适合达到这一目的，因为在手术技能学习中，AR 对操作深度的感知更为困难。一般来说，纯粹的 AR 系统在场景生成方面的困难是众所周知的，这些场景在一定程度上混合了"真实"和"虚拟影像"的内容，易造成视觉深度感的错觉，使其在交互式操作空间中对所见物体的可操作性变差。

此外，在实施控制视觉 - 运动这种基本的操作中，操作的各个步骤都被分解为视觉 - 运动在自由空间的位置改变或手术器械 - 身体的互动，因此可以设立正确的指标以判断行为的速度和准确性，或行为决策的时间及错误发生率。

基于视觉运动抽象层次上升到不同类别的手术进程，我们分别对 3 种不同类型的手术机器人进行文献回顾：①监控系统，根据影像制订的手术计划，机器人执行计划操作；②遥控手术系统，使用触觉系统接口，机器人可实时从该接口复制术者的动作；③共享控制系统，外科医生可以完全控制，机器人提供协同操作。

每种类型的手术机器人都有特定的训练要求，都可以通过 VR 系统进行教学。

对于监控机器人，可以由外科医生根据术前影像制订手术计划，然后手术机器人将引导手术器械的运动轨迹，培训目的是确保外科医生能够正确制订总体的手术计划，验证系统的准确性，并在机械臂操作活动时判断可能发生的各种问题。其中一些与使用神经导航相同的技能，大多数神经外科医生在住院医师培训阶段就已经熟悉和掌握。某些研究团队正在评估用于训练这些技能的 VR 系统，但目前还没有商业化的系统可供推广使用。提升 AR 手术导航精准度的方法可以用于虚拟训练机械臂。在 VR 或者 VR 和 AR/MR 的混合情景中，完整的

手术可以分解为不同的模块，需遵循不同的步骤。学员在整个过程中不断接受反馈，不仅可以掌握复杂的手术步骤，还可以评估手术计划、影像融合和器械运动轨迹的准确性（图 9-1）。

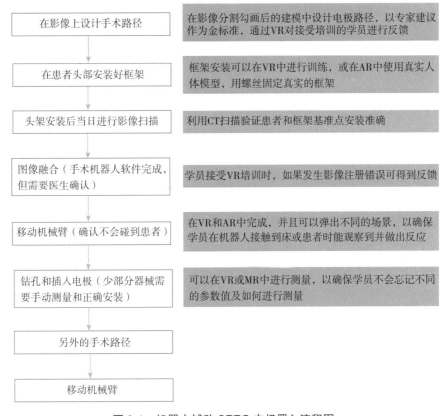

图 9-1　机器人辅助 SEEG 电极置入流程图

左侧为不同步骤，右侧为相应步骤在 VR 模拟器中的实施内容

对于具有触觉感受接口的遥控手术机器人，它可同步复制手术医生的动作，这需要特殊的手术技巧。这些系统通常需要专用的 VR 训练器。例如，达芬奇（达芬奇技能模拟器 "dVSS"）、NeuroArm 和 SmartArm（图 9-2）。支持触觉反馈的机器人系统往往存在较为陡峭的学习曲线：在这些主 - 从系统中，外科医生要学习通过作为主站的操纵器操作从站的终端器械，以对机器人进行遥控操作。开发这些系统的团队很快领悟了建立专门的 VR 培训系统的需求，以便外科医生学习执行动作和控制机器人。学员首先在训练器上执行简单的任务，如移动部件，然后是操纵手术器械（剪刀、镊子等）。除了机器人公司提供的专用培训系统外，目前还有其他商业手术机器人培训系统（机器人手术模拟器 RoSS ™、Mimic dV-Trainerd V-Trainer®、SimSurgery 教育平台 SEP）。研究表明，在模拟器或达芬奇手术系统上的训练，确实可以提高使用机器人的技巧。这里，VR 系统学习的重点是练习操作机器人的触觉设备和机械臂，模拟器可以直接反馈所使用的力量和任务如何完成（例如，漂亮地缝合或打结，完成肿瘤周围蛛网膜的解剖分离）。然而，也可以开发出越来越难的课程练习，或增加意外事件，如出血、脑移位、患者术中苏醒，以训练学员如何处理这些意外情况（正如航空界的飞行训练，飞行员必须处理发动机故障或意外迫降）。

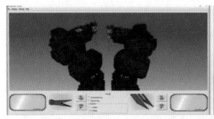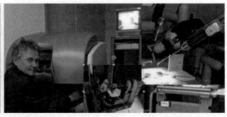

图 9-2　VR 模拟器示例

左侧是 Neuroarm 模拟器软件的示例，可以选择和更换不同的器械（此图中是剪刀和手术刀）；右侧是三维 VR 达芬奇模拟器

对于共享机器人，它主要帮助手术医生牵开暴露手术区域，或者支持承托医生手臂以减轻术者疲劳，这也是需要通过机器人或者 VR 平台进行特殊的训练，以掌握控制机器人的技巧。

通过配有机器人辅助对术区进行自动对焦和照明调节的外镜，外科医生可在操作时观看显示屏幕，而不是像以往的显微手术那样看着显微镜里的手术野，大部分外科医生也需要通过训练以适应这种转变。因此，使用 AR 或 VR 系统进行这一技能的培训也将改善学习曲线。此外，VR 和 AR 可以设计更加困难的训练课程，以考验学员对意外情况的应变能力。

以上所有这些技能训练，在理论上都可以在尸体、动物或三维打印模型上通过使用真正的手术机器人进行模拟。然而，在实际工作中会涉及一系列问题，如培训只能安排在医生下班后且机器人手术室有空闲时进行；还有，使用与患者相同的手术器械和手术空间进行尸体或动物操作，有造成污染的风险（如朊病毒等污染）。因此，相比之下使用 VR 训练就很有优势，尽管存在投资 VR 模拟器的基本成本，但实际上以 VR 模拟相较于使用真实机器人进行培训，总体的教学成本会降低很多。使用 VR 培训不需要进入手术室，可以在任意时间安排学员练习；此外，也没有使用尸体或三维模型而产生的成本。

前面已强调可以根据学员所需掌握的技能设计专门的培训课程，包括适当增加难度及意外事件来提高学员的技巧。此外，系统还可以向学员提供学习反馈，并可以回溯学习培训期间的表现。

VR 教学的其他优势还有达芬奇手术系统可以双平台同时操作，学员和教员不仅有相同的视角，而且有相同的"手"，教员可以向学员展示如何执行每一个操作，并对细节进行讲授，也可以控制和监督学员的操作。

VR 系统还有另外一个优势，它能收集培训记录和日志文件，便于总结汇报或核查训练过程。它可以对手术的特定部分进行重复，跳过已经熟练掌握的部分，以便在培训期间进行个体化的重点训练。每个人的技巧掌握程度各异，对每个学员来说训练难点都不同，而 VR 培训的这种灵活性就可以满足不同学员的练习需求。此外，这些系统可以提供一套难度等级分级的课程，或者引入解剖变异，并提供基于特定患者的术前影像，对真实案例进行直接演练。

二、AR、VR 手术训练系统中的衡量指标和客观评估

虽然系统开发者很容易写出模拟器对训练学员进行评分的程序，但实际上很难判断学员通过模拟器训练是否掌握了实际手术技能，是否能将操作训练有效地转化为使用机器人对患

者进行真实手术时的状态。但必须认识到，模拟器提供的训练和考核指标与外科专家在手术室里对学员的指导和反馈有很大区别。需要记住的是，设计一套有效的训练系统不仅要理解手术操作的训练要求、机器人的操作技术，还需要理解学员的训练课程并让训练过程更富娱乐性，这样才能让更多人接受和使用。

腹腔镜训练器械已经使用很多年了，用以帮助住院医师在开始执行更复杂的任务之前学习简单的任务；但在"训练营"比赛引入之前，大多数培训系统都被闲置于实验室中。通过这种有建设性的反馈，学员不仅可以看到自己的进步，还可以与其他学员比赛，这有助于他们投入到练习中。

有经验的机器人手术专家可能只想在模拟器上演练特定的病例，而不需要额外的设计或课程；但年轻的住院医师或从未使用过机器人的外科医生，则需要从简单的任务开始，然后逐步完成更困难的任务。因此，模拟器上的课程需要由专家进行设计，而不仅仅是一些单个任务。专家小组可集中讨论课程应涵盖的技能，以及如何教授这些技能。他们还可以设定各评估指标的权重，用以给学员最终评分。

评价学员的客观指标可以包括其完成训练所需的时间、犯错的次数（必须根据其严重程度进行分类并加权计分）和任务的完成程度，还应计入器械抓取时的力度及最终的效果（如图像注册或者图像融合误差，"肿瘤"残余情况，施加于周围"脑组织"上的牵拉力，"脑组织"是否受损等）。然而，这种评分不可避免地存在一些主观性，因为很难量化每个错误对真实患者的影响，但可以作为学员之间比较或者自身比较的指标来帮助衡量学员的进步。

模拟器本身是否为一个有效的教学工具，尚待多方面进一步考证。虽然特定的模拟器应该经过有效性测试以确定它是否为有效的教学工具，但它们往往在被充分研究之前就已经商业化了。

在外科的其他专科，目前已经有许多通过使用调查问卷让专家对模拟器进行主观评分的研究报道，它们检验了模拟器的实用度（专家们是否认为模拟器已经测试了所需要考查的内容？）和内容有效度（模拟器是否培训了一系列被视为重要的基础技能，是否为一个有用的训练工具？）。要想设计优秀的调查问卷，就需从专家那里获得一些重要回答和建议，如如何将该系统更好地融入培训课程？为什么你觉得这是一个有用的培训工具？需要记住的是，涉及"何处""何时"和"哪个"的度量时，最好使用位置、时间和分类数的客观度量来回答，而"为什么"和"如何"的问题则不可能客观衡量，其仅在主观性询问和定性方法中发挥作用。最后，结构效度通常被视为在模拟器上衡量专家和新手之间差异的指标，一般通过不同级别的学员和使用该系统的专家进行测试，比较各组之间的表现来检测。事实上，结构效度应该从长期汇总的研究结果中体现，长期的结果才能评估是否可以从组成参数中通过某种方式衡量出"结构"。在本研究领域中，我们提出将试图测评的"结构"称为"手术技巧"，因此我们需要通过长期研究努力对速度、准确性和检测/分类评分的检测，在内容效度适当跨越一定范围且有代表性的任务中收集数据，以评估手术技巧的优劣。

还有其他一些研究关注了标准效度，即测试结果是否与既定标准相关？这可以分为两种类型：同时效度和预测效度。对于模拟器的同时效度（不同的评分系统或模拟器是否会以相同的方式对技能进行评分），评估起来很困难；因为与多年来一直沿用既定标准的心理测试不同，手术训练系统没有既定的评估程序。因此，其中一些研究仅基于问卷调查，而这些问卷通常带有内在偏倚，有时还是由新手评分。在大多数研究中，用于比较专家和新手的任务是不同的，评估他们的方法也存在差异。此外，一些研究结果中能够体现业务水平的任务完成时间在模拟器和机器人上并没有相关性。只有少数研究考虑了模拟器提供的指标是否与专家的主观评判相关。关于预测效度的研究则更少，即模拟器上的高分是否能够预测良好的实际手术能力。

三、未来方向

为了使培训系统能针对包括住院医师等不同层次的学员，在开发时应考虑设置不同的课程以更具针对性，神经外科的项目负责人要参与合作开发。不同的操作步骤应该有循序渐进的难度梯度。尽管外科专家对特定病例的演练不需要融入游戏来增强情景，但 VR 系统用于训练住院医生时引入游戏化的竞争是有好处的。进一步研究如何将从模拟器上获得的技能转化为在手术室中的实操技巧是很有必要的；任何新的 VR 模拟器在被纳入课程或被用于评判医生是否为机器人手术专家之前，都应该经历所有的有效性验证。迄今为止，AR 训练系统的主要问题仍是混合现实场景中的深度感知不足，这阻碍了它的使用。

与其他学科（泌尿外科和普通外科是这方面的先驱）一样，机器人手术的广泛应用将使认证系统的开发成为必要，如美国外科委员会对腹腔镜手术要求的"腹腔镜手术基础"（FLS）。神经外科中的这项工作，如同其他手术技能培训，可以通过住院医师培训项目、亚专科培训或不同的国家性培训制度来完成。

机器人手术专家简单地整合特定患者的数据，以便在进行困难手术前进行培训和演练，这也是向前迈出的重要一步。

四、结语

如本章所述，增强现实和虚拟现实模拟器可以为机器人手术提供有效的训练方式。然而，要达到像普通外科腹腔镜手术和泌尿外科的机器人手术水平，神经外科机器人手术在认可范围内开展还需要专家们创建出针对性、结构化旨在提升能力的课程。为了实现这一目标，除了要让外科医生使用特定患者的数据进行手术计划演练外，现有模拟器还需要进一步发展，以实现交互式混合现实工作空间中的深度感知。

（奚之玉　薛　亮　译，魏梁锋　朱先理　校）

第十章

神经外科机器人的未来发展方向

Sorayouth Chumnanvej

凭借着卓越的智慧、优越的能力及解决问题的高超效率，人类正在逐渐改变这个世界。我们在几乎所有领域都取得了巨大的进步。在过去几十年里，医学的广泛发展有效地提高了人类的预期寿命，并为我们提供了优质的医疗保健。然而，以目前的能力而言，我们无法克服人类精神、生理、心理和身体上存在的某些局限性。肢体活动的准确度、精确度、速度是制约我们技能发展和手术操作能力最重要的因素。对于这3个因素的需求，已经超出了人类身心能力范畴。因此，人们开始致力于发明和开发各种自动化的设备来克服这些制约发展的因素。自20世纪以来，人们已经通过创建一系列软件以控制计算机而实现了自动化。现在，计算机自动化和机器人的应用不仅改变了世界，也改变了我们对其发展的看法。曾经，机器人仅存在于我们的想象和科幻小说中。而如今，机器人已逐渐成为现实，无论是应用于笨重的工程建造，抑或是应用于要求精确细致的外科手术，机器人都给人类发展带来了巨大的帮助。机器人在实时应用方面具备无限的潜能，甚至可以完全改变当今的世界。具有实用性、精确性和行为谨慎的机器人将会对人类生活产生深远影响。有趣的是，机器人不仅已经运用于重型粗放型工业，而且能进行精细的手术操作以拯救患者生命。

一、工业机器人

由于操作简单、降低风险、缩短完成任务的时间、提高自动化程度、优化精度，以及有效避免人为操作失误，机器人系统的应用越来越广泛。人工智能和机器学习的发展进一步提高了机器人的可靠性。一场工业革命已经悄然发生，新时代是工业革命4.0时代，将数字信息、机械信息、电气和电子工艺整合与应用，从而进一步造福人类生活。数字信息的高效、高速传输和管理是这次工业革命最引人注目之处。在工业革命4.0时代，人工智能对医疗保健领域的发展也有重大影响。高级传感器技术的大幅改进、人工智能的扩展应用、机器人物联网（IoRT）的开发、云机器人应用的不断增加，以及认知和网络物理机器人架构的改进，成功构建了高端机器人的新型应用平台。除了这些最新的发展外，机器人在各种工业场景下的应用也越来越多，包括制造、人机协作，以及机器人的同步和合作能力。

二、手术机器人

外科手术要求高度的精确度、准确性，需要经过充分的专业培训，并能根据术中情况及时做出决策。杰出的手术范例已充分说明了训练有素的外科医生所具备的卓越技巧和专业能力。然而，在某些方面，需要充分的技术支持才能发挥人体的效能以获得满意的结果。人类视觉的极限是影响精细手术的障碍之一。其他问题还有手术操作时的高度稳定性和各种可明显影响手术疗效的因素。随着诸多非凡发明的问世，机器人已经成为能够提升可视能力、操作稳定性和精度的有效工具。目前，我们对机器人的依赖性已经开始逐渐体现，这是建立在多次失败的尝试，以及众多复杂传感器和通信技术发展之上的。如今，机器人在几乎所有复杂手术中都发挥着重要作用并有着广泛的应用，包括对小儿泌尿外科、髋关节置换术、介入手术中对导管的形状感应和控制、各种泌尿外科手术、复杂的心脏病手术（如二尖瓣环手术和食管切除术）的辅助。最近，机器人也成功地应用于脑血管手术、胸腺切除术和异常神经组织消融等复杂手术中。

1. 机器人手术的发展史　将机器人应用于复杂和高风险的外科手术的想法诞生于 30 年前，因为这类手术往往需要更好的精准性，并可以进行遥控和高度重复性的操作。1985 年，PUMA 200（西屋电气公司，匹兹堡，PA）成为第一个在手术室中实际应用的机器人，它成功完成了脑组织活检手术。机器人系统的后续演变促进了 20 世纪 90 年代开发的"主 - 从"人类 - 机器人系统。计算机辅助设计和计算机辅助制造（CAD-CAM）的整合促使更优良的机器人得以开发，如 ROBODOC；它被广泛用于需要精确三维结构信息进行置入操作的关节成形术和类似手术。在这一发展过程中，人们逐渐建立了遥控和精确的指令反馈。机器人手术的许多重要性能超越了人类的能力，这使机器人有望成为手术室的常规设备。这些重要性能包括三维视觉、高质量视频影像、易于理解的图像显示、对术者生理震颤的过滤消除、操作运动的实时捕捉和缩放，以及 EndoWrist 等根据具体功能需求开发的专用器械。自动内镜最佳定位系统（AESOP）是 20 世纪 90 年代获美国 FDA 批准的一种遥控手术机器人，它进一步提高了人们对遥控机器人应用于大型复杂手术的期望。如果不提及达芬奇手术系统，那么有关机器人手术发展史的任何叙述都将是不完整的。达芬奇手术系统是一种多功能机器人手术系统，目前正在全世界范围内广泛使用。自 20 世纪 90 年代以来，它已经参与完成了 600 万例手术（源自 Intuitive 内部数据）。

2. FDA 对机器人辅助手术（robotically-assisted surgery/robotically-assisted surgical devices，RAS/RASD）设备的评估和监管　随着在改善患者医疗保健方面的成功实施，机器人技术在手术各方面的作用越来越大。然而，"能力越大、责任越大"。过度应用最新的机器人技术可能会导致不必要的并发症，并损害患者利益和医疗保健的总体目标。因此，需要在严格的准则下制定适当的监管措施，对机器人技术在手术中的实施和使用进行监督。自从首次批准AESOP 系统用于机器人手术以来，FDA 不断制定指南和法规，以规范使用机器人手术系统。FDA 明确规定对所有类型的 RAS 应具有：①外科医生使用的控制系统或控制台，以便更好地观察和操作器械；②外科医生通过计算机系统从近旁或远程遥控手术器械，该系统应包括机械臂、摄像机和手术器械等；③各种辅助性装置，包括各种硬件和软件、内镜、负压泵、电切、电凝器等手术器械和光源。

FDA 允许经过培训的专业人员可常规地将机器人辅助系统应用于所批准的各种手术，并为医护人员和患者提供了与 RAS/RASD 相关的具体建议和授权，医护人员应报告因使用 RAS

导致的不良事件。因为 RAS/RASD 系统在癌症治疗中的应用日益广泛，迫使 FDA 于 2019 年2 月 28 日发布了额外的安全法规，该法规限制了在一些常见癌症情况下使用这些技术，包括随访时间较短（30 天）的子宫切除术、结肠切除术和前列腺切除术等。针对越来越多的机器人辅助手术相关损伤报道，FDA 进一步改进了报告系统，以获得真实、确定的信息。FDA 进行了医疗产品安全网（MedSun）小样本调查，以不断解决使用 RAS/RASD 系统的外科医生所面临的各种常见问题，并获取更广泛的用户建议。

3. 手术机器人和远程医疗　远程医疗已经成为数字时代的一种可行的治疗方法，可以节省时间并达到一对一交流的便利，使患者和医生均受益。遥控机器人已经成为远程医疗和各种重大手术的重要组成部分。遥控机器人系统可用于超声扫描和活检等诊断过程，也可用于重要的医疗措施，包括手术治疗。在 20 世纪 90 年代，AESOP 系统的使用已经取得了成功，在 2001 年的"林德伯格项目"中，Zeus 机器人系统作为第一个采用遥控手术的机器人系统，进行远程腹腔镜手术（外科医生在美国纽约，而手术患者在法国斯特拉斯堡——译者注）。遥控机器人使用"主 - 从"的方式遥控手术。MELODY 是另一种成熟的遥控机器人系统，目前已成功地应用于多种手术。遥控机器人配置的主要类型包括简单的串联和复杂的并联机器人系统，以及特定类型，如蛇形和 Pop-Up 的微电子机械系统（MEMS）。现代遥控机器人系统需要合理的逻辑网络体系结构、强化的连通性和无中断的网络，特别是实时、高质量的术野视频、数据控制、数据存储和信息采集。目前的 4G 数据网络连接服务不错，但 5G 网络和越来越多的物联网的实施将会进一步改善目前状况。

4. 物联网技术在机器人手术中的应用　随着基于互联网技术应用的增加，大量数据可以在两个或多个连接点之间以不同的形式进行交换。物联网的集成技术有助于连接多个嵌入式系统，即使在实时情况下也可以交换关键信息。此外，通过 5G 或更高通量的连接，将改善此类运行时的数据交换，并允许远程控制大多数任务。因此，这种技术在远程机器人手术中得到了极好的应用，被称为机器人物联网（IoRT）。最近的几份报道表明人们已经开始朝这一方向进行尝试。在微创手术中，基于 IoRT 的冗余机械手 HTC VIVE PRO 控制器，实现了流畅的人机交互，表现出更好的性能。Ishak 和 Kit 最近也报道了 IoRT 在机器人辅助手术中的应用。

5. 虚拟现实（VR）和增强现实（AR）在机器人手术中的应用　VR 是指与计算机模拟衍生的、人工生成的三维环境进行交互。它最初在电脑游戏中很流行。人们很快意识到，VR 可能在实时手术监测等场景中发挥重要作用，而不仅仅局限于娱乐。这种定制的模拟系统协议在现代的一些至关重要的训练中是非常有用的，因为此类训练过程不仅昂贵而且危险。因此，VR 技术已经被广泛应用于飞行员的模拟训练及外科医生的机器人培训中。此外，也有报道称，VR 被用于外科医生的腹腔镜培训。Bric 等对 VR 在此类训练中的最新应用进行了报道，并进行了深入的调查。还有报道称，VR 技术可用于某些特殊手术，如膀胱输尿管吻合术和提高运动技能方面的手术。AR 技术也同样应用于外科医生的培训中，以改善机器人辅助手术相关的操作过程和真实世界的联系，包括神经外科手术和一些其他手术。

6. 人工智能（AI）和深度学习（DL）在机器人手术中的应用　AI 彻底改变了复杂的现

代数据分析方法，它使信息处理变得更有意义和更高效。AI 的实时应用在几乎所有的科技领域都是令人瞩目的。已有报道人工神经网络（ANN）等 AI 技术和算法在从分子生物学到高端医学领域中得到广泛而具体的应用。从最早通过聊天机器人与患者交谈到现在重大的外科手术，医学及其相关学科已经广泛应用了 AI。最新的远程医疗系统也应用了 AI 衍生技术及先进的机器人技术。AI 算法现在是医学诊断的一部分，特别是在根据临床影像进行疾病诊断这方面；先进的深度学习工具已经用于通过 MRI 影像来诊断自闭症。大量类似的成功应用证明了机器学习（ML）和 DL 技术在解决医疗问题、改进诊断和患者医疗保健系统方面的功效。

三、机器人系统的自主水平

随着时间的推移，依赖机器人和人工智能的系统在许多方面变得更加可靠和自主。然而，出于对这些系统过度应用的担忧，需要针对自主权制定严格的限制准则。人类的干预是不可避免的，重大决策必须由人类做出。FDA 最近发布了限制机器人自主性的指南，用于回应患者日益增加的投诉。然而，特定机器人具有一定的自主性是当下的需要，精确地设计和开发这样的机器人具有相当的挑战性。因此，目前让机器人具有完全的自主权是不切实际的。用于外科手术的不同机器人系统目前在不同程度上实现了自动化：达芬奇手术系统在术者直接控制下操作，ACROBAT 系统在共享控制下进行操作，而射波刀（CyberKnife）系统则在监控下自主操作。因此，应该根据不同的情况界定机器人完成具体操作的自主范围。对于重复性和一般性的机械任务，可以最大限度地实现自动化，而对于某些精细的操作应该由人类专家来决策和监督。

四、神经外科机器人的未来发展方向

机器人已经成为辅助神经病学治疗的一项出色技术。它可用于诊断、手术和康复（图 10-1）。机器人的现代应用范围已经从早期的基础、常规的应用得到了极大的扩展。对于未来的发展方向，回顾性证据表明，虽然高端机器人的基本理念和神经外科机器人发展的起点不同，但二者的发展已经相辅相成。基于用户要求的开发，包括：①医学影像技术的进步；②控制理论、传感器和执行器等工程技术的改进；③ IoT 与 5G 网络；④智能材料；⑤基于细胞的治疗和各种"组学"，最终使高端机器人和神经外科机器人携手发展。未来，它们将共同进步。机器人辅助系统的支持帮助改善了患者护理、假体、矫形器的功能和手术过程。手术后患者的生活质量取决于神经可塑性，神经功能康复是缓慢且持久的过程，因此，需要对患者进行持续的护理和监测。这些类型的辅助机器人正在帮助患者恢复正常或改善肢体功能，改善患者的神经肌肉功能等，总体来说是非常有益的。COBOT 是协作机器人（collaborative robot）的缩写，它经过专门设计和编程，可以在特定的协作工作空间内直接完成操作任务，或者协助外科医生完成操作。其优异的功能包括手部引导模式、安全监控、协助或限制操作力度，它们代表了神经外科机器人的未来发展趋势。

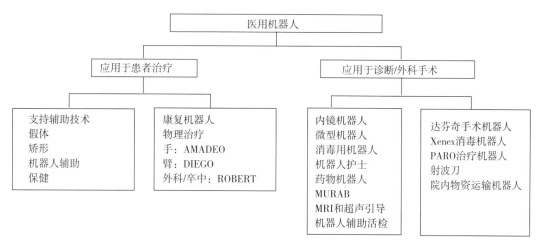

图 10-1　目前在医学领域应用的各种机器人

1. 提高手术靶点的准确性和有效性

（1）用于立体定向脑组织活检和脊柱手术的机器人：现代机器人可以成功地进行脑组织活检。组织样本是通过性能优异的导航机器人系统进行采集的。Dlaka 及其同事最近的报道称，应用 RONNA G3 机器人系统成功地利用皮肤活检针从一名 B 细胞淋巴瘤患者获取了病理脑组织。Marcus 等对过去 30 年相关报道的系统回顾显示，机器人辅助的立体定向脑组织活检正在成为常用方法。然而，他们仍建议对通过机器人系统的操作过程做进一步的详细评估，以获得确定性的证据。通过对 60 例患者的研究，Terrier 等认为机器人辅助的无框架手术，应该成为有框架立体定向手术的补充。机器人手术不仅安全，而且也有效地缩短手术时间。半自动立体定向脑活检手术的安全性也有所提高。基于机器人的新型微创脑活检技术，对于大多数患者来说是可行的，因为其准确性和有效性更高，且操作简便、安全。Dawes W 也曾用雷尼绍机器人（雷尼绍公司，格洛斯特郡，英国）进行类似的机器人辅助治疗，用于儿童脑干活检，无并发症发生。将机器人引导的微创手术与无框架手动操作立体定向手术进行的比较研究证实了机器人辅助技术能提高安全性、准确性，并缩短手术时间。在复杂的脑活检手术中，机器人引导技术越来越可靠和安全，目前研究证据表明，患者和外科医生均从中受益。然而，对个案的逐一深入探讨很重要，需根据具体情况具体分析，不应忽略人类的专业知识和技能。

除了脑活检，高端机器人技术正越来越多地应用于脊髓手术。脊柱手术烦琐而耗时，需要长时间不断地考虑手术细节，透彻地掌握和理解神经肌肉的三维结构。高端的机器人技术具有详细的三维成像和脊柱重建信息，以及精细的导航系统，可以在密切监督下有效地取代所需的基本操作和重复操作。越来越多的针对机器人技术在脊柱手术中应用的分析研究表明，手术的准确性得到了有效提高；然而，对于脊柱手术，还应详细研究与机器人手术类型相关的辐射影响。最近，一种机器人辅助的实时影像引导系统成功应用于脊柱外科。在专家监督下，它可更好地提高准确性，改善手术疗效，并减少附带损伤。

（2）机器人在术中成像（CT/MRI）中的应用：CT 和 MRI 等成像技术是现代病理诊断不可或缺的一部分。机器人技术应用于术中成像后产生了优异的效果。有报道对 5 例患者在 3T MRI 影像下引导机器人进行立体脑电图（SEEG）手术，结果表明不仅手术过程安全，还可以减少患者的辐射暴露，且比应用 1.5T MRI 引导手术的准确度有所提高。应用 CT 影像引导的机器人手术也具有极高的准确度。Chenin 等研究显示，机器人立体定向辅助（ROSA）技术与平板计算机断层扫描（fpCT）相结合，提高了腰椎关节环状融合术椎弓根螺钉置入的准确性。将精准的成像技术与机器人技术相结合，有助于提高手术准确性、安全性和预后。与 CT 一样，MRI 与机器人技术相结合，也已获得了更好的结果。目前已经开发出了结合 MRI 和机器人技术的集成系统 Stormram 3，并已用于乳腺活检。在神经康复方面，也开发出了类似的将 MRI 和机器人结合的设备。

（3）机器人激光消融：激光消融术是一种微创手术，通过 iMRI 引导的靶向激光对组织进行定向微毁损消融。这一手术方式目前多用于脑肿瘤等局限性肿瘤。目前，ROSA 机器人可更精准地对靶点进行消融手术。该技术已应用于难治性癫痫、颅后窝病变和其他疾病。应用机器人 NeuroBlate 系统对异常神经组织进行激光消融（LAANTERN）等技术的整体发展，促使人们更好地应用和分析激光消融手术如脑肿瘤消融，以及提高立体定向激光消融（SLA）治疗颅内病变的安全性。激光消融已成为当前最先进的靶向组织清除方法。进一步的研究和更大宗的病例详细分析将为这种技术获取更大成功提供有价值的信息。

2. 提高神经外科医生的能力

（1）开颅手术机器人：目前开颅手术多采用半自动工具。手动操作存在许多风险，包括抖动、后坐力运动等，都可能会影响神经外科高风险手术的预后。优化后的运动过程应用于机器人，可取得较好效果。为了在机器人辅助开颅手术中获得更好的运动性能，人们对可重构参数进行了深入的研究，并提出了球形并联机构（SPM）以便在开颅手术中通过机器人协助实现更好的运动学。有报道显示，人 - 机器人交互和协作在开颅手术中有了长足的发展。在尸体上进行的实验研究阐明了使用遥控机器人进行开颅手术的运动和作用力的优化。机器人现在已经成为一种常规的开颅工具。在未来，随着更多的运动学研究和优化，将实现对大型手术更自动化、更熟练的操作。

（2）介入神经外科机器人：既往曾有将机器人技术与介入 MRI 相结合的尝试。为了在神经外科中更好、更可靠地实施机器人技术，研究人员努力开发各种手术机器人原型机以提高操作精准度。机器人技术现在经常用于脑血管手术和血管内介入手术，令术中成像、导管导入和超选，以及影像导航等操作过程如虎添翼。

（3）内镜下经鼻蝶入路机器人：内镜下经鼻蝶入路是治疗鞍内病变和垂体腺瘤的微创术式。经蝶窦正中入路到达鞍内区有较大的工作空间，内镜可以增强术野照明，并可获得对鞍区病变的鞍上和鞍旁部分的全景广角视野。在内镜经鼻蝶入路引入神经外科之初，置入内镜并灵活地操作对神经外科医生来说是重要的挑战。外科技术的发展和器械的改进使这一入路更具前景。但是，该入路的问题在于手术操作困难和器械缺乏灵活性。神经外科医生必须非常娴熟地操作各种器械，因为这是在狭窄的工作空间中操作，不仅必须正确抵达所需目标，而且需注意周围的大血管和重要的神经。手术器械略有偏差就可能导致严重不良后果甚至致命的危险。因此，需要有全新的方式来协助神经外科医生。已有在尸体上进行内镜下经鼻蝶入路的机器人技术的初步研究（图 10-2）。基于此技术，一些临床前研究团队正在致力于开发该入路的机器人原型机。为了设计指导内镜下经鼻蝶入路的机器人，必须考虑以下要点：

①任务的自动化执行必须为神经外科医生节省时间并提高手术操作能力；②机器人必须具有较高可靠性，即必须对工作空间和它所持有的器械与组织之间的相互作用类型有深入的了解；③机器人必须非常小，便于安装在手术室，并易于外科医生操作。机器人引导的鼻内镜经蝶窦入路的首次人体试验显示，与传统的手动入路相比，初始设置过程和操作时间显著缩短。

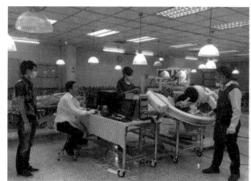
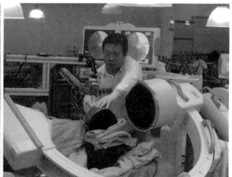
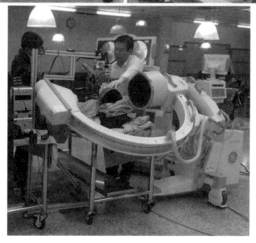

图 10-2　机器人内镜下经鼻蝶入路进行尸体研究

3. 神经外科机器人的发展前景　先进的机器人技术在神经外科和其他复杂手术中的应用与日俱增，患者和神经外科医师都因此而获益，并通过关注神经外科手术的总体准确度和增强神经外科医师的能力，减少了手术并发症和可能的人为错误。目前，这些技术改进仍在不断发展中，在未来会变得更加精准。下面是需要引起重视的几个关键因素：首先，应该将先进的术中成像整合进来，以便在不中断或影响图像质量的情况下获取、监测、分析和理解实时数据。图像质量和实时过滤机械抖动很重要，这决定了神经外科手术的结果。其次，成功的、以结果为导向的人机界面开发至关重要；培训神经外科医师时，即使有了三维打印模型和指导实践，也应能够进行适当的模拟训练。可以通过更好的三维图像质量、图像流传输速度及在操作过程中对系统的处理、细微操作和基于距离的控制来提高操作精度。再次，通过物联网与 5G 网络改善机器人系统的并行网络和更流畅的数据传输，将使手术操作和神经外科工作获得极大受益。应对各个过程和要求进行详细评估后确定机器人系统的自主性。进一步提高机器人应用的自主性将改善其临床应用的效果。同样重要的是，降低神经外科机器人的成本可以让更多的患者负担得起手术。最后，COVID-19 的流行对外科临床工作产生了严重的影响，它在工作人员数量、人员配置、手术优先等级和手术间病毒传播风险等方面造成了各种问题。

除神经外科机器人在提高神经外科手术精度和神经外科医生能力方面的未来价值外，COVID-19 流行对神经外科的影响也值得关注。大多数神经外科手术，包括脊柱和开颅手术，在严格的个人防护（PPE）下是安全的，但神经外科机器人参与手术的安全性还需要进一步研究。对于疑似患者，建议在手术前进行 COVID-19 的 PCR 检测，并在负压手术室中尽可能小心地进行手术。为了减少骨质气溶胶，颅骨和脊柱钻孔应该在机器人辅助下细致地进行。此外，由于大量气溶胶液滴的存在造成病毒传播的风险，应避免鼻腔手术。

在这种危险和不确定的情况下，尽管有建议说涉及机器人手术的优先等级要考虑验证指南和手术技术的改变，但机器人在提高医护人员的安全方面有更大的作用。为了最大限度地保护医护人员，并尽量减少对需要手术的 COVID-19 患者的附带损害，需要机器人来进行减少骨气溶胶的术中操作，缩短达到手术区域的时间，并使受感染的患者与手术团队保持距离。此外，在机器人辅助的神经外科手术中，手术只由最有经验的外科医生进行，尽可能减少手术室工作人员数量。此外，还需要遵循其他建议，包括：①为所有患者充分使用 PPE，为全部医务人员提供更高水平的 PPE；②仔细选择择期手术的患者；③如有可能，推迟手术；④尽可能地减少气溶胶扩散。

五、结语

机器人辅助神经外科手术已经为诊断和外科手术提供了巨大支持。它缩短了复杂神经外科手术的时间，降低了人为错误的风险，增强了对手术过程的远程控制能力，令更多患者可负担并获得更好和更可靠的医疗保健服务。除了神经外科，机器人辅助系统还可用于其他外科领域，包括妇科、心外科、泌尿外科、口腔科、胸外科等。强化模拟训练，以及越来越多的专业人员实地接受机器人辅助下的神经外科手术培训，将有助于高效、可靠地治疗更多的患者。然而，机器人手术在神经外科的应用尚需获得认证。同样，还应认真考虑遵守医疗标准和伦理准则，如患者体验、机器人手术系统的营销、成本效益、远程手术期间患者数据的隐私及差错的责任归咎。

（郑少锐　李　琦　译，洪景芳　魏梁锋　朱先理　校）

参考文献

原著前言

1. Goodrich JT. History of spine surgery in the ancient and medieval worlds. Neurosurg Focus 2004; 16(1):2.
2. McKenzie DM, Westrup AM, O'Neal CM, Lee BJ, Shi HH, Dunn IF, Snyder LA, Smith ZA. Robotics in spine surgery: a systematic review. J Clin Neurosci 2021; 89:1–7.
3. Philipp LR, Matias CM, Thalheimer S, Mehta SH, Sharan A, Wu C. Robot-assisted stereotaxy reduces target error: a meta-analysis and meta-regression of 6056 trajectories. Neurosurgery 2021; 88:222–233.

第一章

1. Marcus HJ, Vakharia VN, Ourselin S, Duncan J, Tisdall M, Aquilina K. Robot-assisted stereotactic brain biopsy: systematic review and bibliometric analysis. Childs Nerv Syst. 2018;34(7):1299–309.
2. Kwoh YS, Hou J, Jonckheere EA, Hayati S. A robot with improved absolute positioning accuracy for CT guided stereotactic brain surgery. IEEE Trans Biomed Eng. 1988;35(2):153–60.
3. Serletis D, Pait TG. Early craniometric tools as a predecessor to neurosurgical stereotaxis. J Neurosurg. 2016;124(6):1867–74.
4. Wang MY, Goto T, Tessitore E, Veeravagu A. Robotics in neurosurgery. Neurosurg Focus. 2017;42(5):3171.
5. Fargen KM, Turner RD, Spiotta AM. Factors that affect physiologic tremor and dexterity during surgery: a primer for neurosurgeons. World Neurosurg. 2016;1(86):384–9.
6. Doulgeris JJ, Gonzalez-Blohm SA, Filis AK, Shea TM, Aghayev K, Vrionis FD. Robotics in neurosurgery: evolution, current challenges, and compromises. Cancer Control. 2015;22 (3): 352–9.
7. Nathoo N, Cavuşoğlu MC, Vogelbaum MA, Barnett GH. In touch with robotics: neurosurgery for the future. Neurosurgery. 2005;56(3):421–33. discussion 421–33.
8. Sutherland GR, Wolfsberger S, Lama S, Zarei-nia K. The evolution of neuroArm. Neurosurgery. 2013;72(Suppl_1):A27–32.
9. Taylor R, Jensen P, Whitcomb L, Barnes A, Kumar R, Stoianovici D, et al. Steady-hand robotic system for microsurgical augmentation. Int J Robot Res. 1999;18(12):1201–10.
10. Grunert P, Keiner D, Oertel J. Remarks upon the term stereotaxy: a linguistic and historical note. Stereotact Funct Neurosurg. 2015;93(1):42–9.
11. Zrinzo L. Pitfalls in precision stereotactic surgery. Surg Neurol Int. 2012;3(Suppl 1):S53–61.
12. Fomenko A, Serletis D. Robotic stereotaxy in cranial neurosurgery: a qualitative systematic review. Neurosurgery. 2018;83(4):642–50.
13. Hoshide R, Calayag M, Meltzer H, Levy ML, Gonda D. Robot-assisted endoscopic third ventriculostomy: institutional experience in 9 patients. J Neurosurg Pediatr. 2017;20(2):125–33. Available from: https://thejns.org/ pediatrics/view/journals/ j-neurosurg- pediatr/20/2/articlep125.xml.
14. D'Souza M, Gendreau J, Feng A, Kim LH, Ho AL, Veeravagu A. Robotic-assisted spine surgery: history, effcacy, cost, and future trends. Robot Surg. 2019;6:9–23.
15. Picard C, Olivier A, Bertrand G. The frst human stereotaxic apparatus. The contribution of Aubrey Mussen to the feld of stereotaxis. J Neurosurg. 1983 Oct;59(4):673–6.
16. Chen J, Chao L. Positioning error analysis for robot manipulators with all rotary joints. In: 1986 IEEE international conference on robotics and automation proceedings; 1986. p. 1011–6.
17. Roberts DW, Strohbehn JW, Hatch JF, Murray W, Kettenberger H. A frameless stereotaxic integration of computerized tomographic imaging and the operating microscope. J Neurosurg. 1986 Oct;65(4):545–9.
18. Li QH, Zamorano L, Pandya A, Perez R, Gong J, Diaz F. The application accuracy of the NeuroMate robot--a quantitative comparison with frameless and frame-based surgical localization systems. Comput Aided Surg. 2002;7(2):90–8.
19. Deblaise D, Maurine P. Effective geometrical calibration of a delta parallel robot used in neurosurgery. In: 2005 IEEE/RSJ international conference on intelligent robots and systems; 2005. p. 1313–8.
20. Lefranc M, Peltier J. Evaluation of the ROSA™ spine robot for minimally invasive surgical procedures. Expert Rev Med Devices. 2016;13(10):899–906. https://doi.org/10.1080/1743444 0.2016.1236680.
21. Brandmeir NJ, Savaliya S, Rohatgi P, Sather M. The comparative accuracy of the ROSA stereotactic robot across a wide range of clinical applications and registration techniques. J Robot Surg. 2018;12(1):157–63. https://doi.org/10.1007 / s11701-017-0712-2.

22. Carrau RL, Prevedello DM, de Lara D, Durmus K, Ozer E. Combined transoral robotic surgery and endoscopic endonasal approach for the resection of extensive malignancies of the skull base. Head Neck. 2013;35(11):E351–8.

23. De Benedictis A, Trezza A, Carai A, Genovese E, Procaccini E, Messina R, et al. Robotassisted procedures in pediatric neurosurgery. Neurosurg Focus. 2017;42(5):1–12.

24. Chartrain AG, Kellner CP, Fargen KM, Spiotta AM, Chesler DA, Fiorella D, et al. A review and comparison of three neuronavigation systems for minimally invasive intracerebral hemorrhage evacuation. J Neurointerv Surg. 2018;10(1):66–74.

25. Kriss TC, Kriss VM. History of the operating microscope: from magnifying glass to microneurosurgery. Neurosurgery. 1998;42(4):899–907. discussion 907–908.

26. Hernesniemi J, Niemelä M, Dashti R, Karatas A, Kivipelto L, Ishii K, et al. Principles of microneurosurgery for safe and fast surgery. Surg Technol Int. 2006;15:305–10.

27. Le Roux PD, Das H, Esquenazi S, Kelly PJ. Robot-assisted microsurgery: a feasibility study in the rat. Neurosurgery. 2001;48(3):584–9.

28. Mitsuishi M, Morita A, Sugita N, Sora S, Mochizuki R, Tanimoto K, et al. Master-slave robotic platform and its feasibility study for micro-neurosurgery. Int J Med Robot. 2013; 9 (2): 180–9.

29. Marcus HJ, Seneci CA, Payne CJ, Nandi D, Darzi A, Yang GZ. Robotics in keyhole transcranial endoscope-assisted microsurgery: a critical review of existing systems and proposed specifcations for new robotic platforms. Neurosurgery. 2014;10(1):84–95.

30. Hongo K, Kobayashi S, Kakizawa Y, Koyama J-I, Goto T, Okudera H, et al. NeuRobot: telecontrolled micromanipulator system for minimally invasive microneurosurgery- preliminary results. Neurosurgery. 2002;51(4):985–8. discussion 988.

31. Wang MY, Goto T, Tessitore E, Veeravagu A. Introduction. Robotics in neurosurgery. Neurosurg Focus. 2017;42(5):E1.

32. Wedmid A, Llukani E, Lee DI. Future perspectives in robotic surgery. BJU Int. 2011 Sep;108(6 Pt 2):1028–36.

33. Matveeff L, Baste JM, Gilard V, Derrey S. Case report: mini-invasive surgery assisted by Da Vinci® robot for a recurrent paravertebral schwannoma. Neurochirurgie. 2020;66(3):179–82.

34. Moskowitz RM, Young JL, Box GN, Paré LS, Clayman RV. Retroperitoneal transdiaphragmatic robotic-assisted laparoscopic resection of a left thoracolumbar neurofbroma. JSLS. 2009;13(1):64–8.

35. Lee JYK, Bhowmick DA, Eun DD, Welch WC. Minimally invasive, robot-assisted, anterior lumbar interbody fusion: a technical note. J Neurol Surg A Cent Eur Neurosurg. 2013;74(4):258–61.

36. Sutherland GR, Lama S, Gan LS, Wolfsberger S, Zareinia K. Merging machines with microsurgery: clinical experience with neuroArm. J Neurosurg. 2013;118(3):521–9.

37. Morita A, Sora S, Nakatomi H, Harada K, Sugita N, Saito N, et al. Medical engineering and microneurosurgery: application and future. Neurol Med Chir. 2016;56(10):641–52.

38. Baghdadi A, Hoshyarmanesh H, de Lotbiniere-Bassett MP, Choi SK, Lama S, Sutherland GR. Data analytics interrogates robotic surgical performance using a microsurgery-specifc haptic device. Expert Rev Med Devices. 2020;17(7):721–30.

39. Fiani B, Quadri SA, Farooqui M, Cathel A, Berman B, Noel J, Siddiqi J. Impact of robotassisted spine surgery on health care quality and neurosurgical economics: a systemic review. Neurosurg Rev. 2020;43(1):17–25. https://doi.org/10.1007/ s10143-018-0971-z.

第二章

1. Panesar SS, Britz GW. Endovascular robotics: the future of cerebrovascular surgery. World Neurosurg. 2019;129:327–9. https:// doi.org/ 10.1016/ j.wneu. 2019.06.126.

2. Lanfranco AR, Castellanos AE, Desai JP, Meyers WC. Robotic surgery: a current perspective. Ann Surg. 2004;239(1):14–21. https://doi.org/10.1097/01.sla. 0000103020.19595.7d.

3. Tan A, Ashrafian H, Scott AJ, et al. Robotic surgery: disruptive innovation or unfulfilled promise? A systematic review and meta-analysis of the first 30 years. Surg Endosc. 2016;30(10):4330–52. https://doi.org/10.1007/s00464-016-4752-x.

4. Goto T, Miyahara T, Toyoda K, et al. Telesurgery of microscopic micromanipulator system "NeuRobot" in neurosurgery: interhospital preliminary study. J Brain Dis. 2009;1:45–53. https://doi.org/10.4137/jcnsd.s2552.

5. Wolf A, Shoham M, Michael S, Moshe R. Feasibility study of a mini, bone-attached, robotic system for spinal operations: analysis and experiments. Spine (Phila Pa 1976).2004;29(2):220–8. https://doi.org/10.1097/ 01.BRS.0000107222. 84732.DD.

6. Gonzalez-Martinez J, Bulacio J, Thompson S, et al. Technique, results, and complications related to robot-assisted stereoelectroencephalography. Neurosurgery.2016;78(2):169–80. https://doi.org/10.1227/NEU. 0000000000001034.

7. Menaker SA, Shah SS, Snelling BM, Sur S, Starke RM, Peterson EC. Current applications and future perspectives of

robotics in cerebrovascular and endovascular neurosurgery. J Neurointerv Surg. 2018;10(1):78–82. https://doi.org/10.1136/neurintsurg-2017-013284.

8. Nathoo N, Cavusoglu MC, Vogelbaum MA, Barnett GH. In touch with robotics: neurosurgery for the future. Neurosurgery. 2005;56(3):421–33.; discussion 421–33. https://doi.org/ 10.1227/ 01.neu.0000153929.68024.cf.

9. Zamorano L, Li Q, Jain S, Kaur G. Robotics in neurosurgery: state of the art and future technological challenges. Int J Med Robot. 2004;1(1):7–22. https://doi.org/10.1002/rcs.2.

10. Avgousti S, Christoforou EG, Panayides AS, et al. Medical telerobotic systems: current status and future trends. Biomed Eng Online. 2016;15(1):96. https://doi.org/10.1186/s12938-016-0217-7.

11. He X, Gehlbach P, Handa J, Taylor R, Iordachita I. Toward robotically assisted membrane peeling with 3-DOF distal force sensing in retinal microsurgery. Annu Int Conf IEEE Eng Med Biol Soc. 2014;2014:6859–63. https://doi.org/10.1109/EMBC.2014.6945204.

12. Murayama Y, Irie K, Saguchi T, et al. Robotic digital subtraction angiography systems within the hybrid operating room. Neurosurgery. 2011;68(5):1427–32.; discussion 1433. https://doi.org/10.1227/NEU.0b013e31820b4f1c.

13. Lu WS, Xu WY, Pan F, Liu D, Tian ZM, Zeng Y. Clinical application of a vascular interventional robot in cerebral angiography. Int J Med Robot. 2016;12(1):132–6. https:// doi.org/10.1002/rcs.1650.

14. Sajja KC, Sweid A, Al Saieh F, et al. Endovascular robotic: feasibility and proof of principle for diagnostic cerebral angiography and carotid artery stenting. J Neurointerv Surg. 2020; 12(4): 345-9. https://doi.org/10.1136/neurintsurg-2019-015763.

15. Mendes Pereira V, Cancelliere NM, Nicholson P, et al. First-in-human, robotic-assisted neuroendovascular intervention. J Neurointerv Surg. 2020;12(4):338–40. https://doi.org/ 10.1136/neurintsurg-2019-015671.rep.

16. Bohl MA, Oppenlander ME, Spetzler R. A prospective cohort evaluation of a robotic, autonavigating operating microscope. Cureus. 2016;8(6):e662. https://doi.org/10.7759/cureus.662.

17. Belykh EG, Zhao X, Cavallo C, et al. Laboratory evaluation of a robotic operative microscope -visualization platform for neurosurgery. Cureus. 2018;10(7):e3072. https://doi.org/ 10.7759/ cureus.3072.

18. Kato T, Okumura I, Song SE, Hata N. Multi-section continuum robot for endoscopic surgical clipping of intracranial aneurysms. Med Image Comput Comput Assist Interv. 2013;16(Pt1):364–71. https://doi.org/10.1007/978-3-642-40811-3_46.

19. Britz GW, Tomas J, Lumsden A. Feasibility of robotic-assisted neurovascular interventions: initial experience in flow model and porcine model. Neurosurgery. 2020;86(2):309–14. https://doi.org/10.1093/neuros/nyz064.

20. Desai VR, Lee JJ, Tomas J, Lumsden A, Britz GW. Initial experience in a pig model of roboticassisted intracranial arteriovenous malformation (AVM) embolization. Oper Neurosurg (Hagerstown). 2020;19(2):205–9. https://doi.org/ 10.1093 /ons / opz373.

21. Nogueira RG, Sachdeva R, Al-Bayati AR, Mohammaden MH, Frankel MR, Haussen DC. Robotic assisted carotid artery stenting for the treatment of symptomatic carotid disease: technical feasibility and preliminary results. J Neurointerv Surg. 2020;12(4):341–4. https:// doi.org/ 10.1136/neurintsurg-2019-015754.

22. Albuquerque FC, Hirsch JA, Chen M, Fiorella D. Robotics in neurointervention: the promise and the reality. J Neurointerv Surg. 2020;12(4):333–4. https://doi.org/10.1136/neurintsurg- 2020-015955.

23. Rabinovich EP, Capek S, Kumar JS, Park MS. Tele-robotics and artificial-intelligence in stroke care. J Clin Neurosci. 2020;79:129–32. https://doi.org/ 10.1016/j.jocn.2020.04.125.

第三章

1. Spiegel EA, Wycis HT, Marks M, Lee AJ. Stereotaxic apparatus for operations on the human brain. Science (80-). 1947;106(2754):349–50. https://www.sciencemag. org/lookup/ doi/10.1126/science.106.2754.349.

2. Lozano AM, Gildenberg PL, Tasker RR. In: Lozano AM, Andres M, Gildenberg PL, Tasker RR, editors. Textbook of stereotactic and functional neurosurgery. 2nd ed. Berlin, Heidelberg: Springer; 2009.

3. Mazoyer B. Jean Talairach (1911–2007): a life in stereotaxy. Hum Brain Mapp. 2008;29(2):250–2. http://doi.wiley.com/10.1002/hbm.20473.

4. Riechert T, Mundinger F. Beschreibung und Anwendung eines Zielgerätes für stereotaktische Hirnoperationen (II. Modell). In: Röntgendiagnostische Probl bei intrakraniellen Geschwülsten. Berlin, Heidelberg: Springer; 1955. p. 308–37. http://link.springer.com/10.1007/978-3-662-25077-8_45. Accessed 13 Oct 2016.

5. Rahman M, Murad GJA, Mocco J. Early history of the stereotactic apparatus in neurosurgery. Neurosurg Focus. 2009;27(3):1. https://thejns.org/view/ journals/ neurosurg-focus-27/3/articlepE12.xml.

6. Schulder M, Jarchin L. MRI in image guided surgery. In: Lozano AM, Gildenberg PL, Tasker RR, editors. Textbook of stereotactic and functional neurosurgery. 2nd ed. Berlin, Heidelberg: Springer; 2009. p. 599–617. http://link.springer.com/10.1007/978-3-540-69960-6_39.

7. Perry JH, Rosenbaum AE, Lunsford DL, Swink CA, Zorub DS. Computed tomographyguided stereotactic surgery. Neurosurgery. 1980;7(4):376–81. https://academic.oup.com/neurosurgery/article-lookup/doi/10.1227/00006123-198010000-00011.

8. Cardinale F, Rizzi M, Vignati E, et al. Stereoelectroencephalography: retrospective analysis of 742 procedures in a single Centre. Brain. 2019;142(9):2688–704. https://academic.oup.com/ brain/article/142/9/2688/5532295.

9. Neudorfer C, Hunsche S, Hellmich M, El Majdoub F, Maarouf M. Comparative study of robotassisted versus conventional frame-based deep brain stimulation stereotactic neurosurgery. Stereotact Funct Neurosurg. 2018;96:327–34. https://doi.org/10.1159/000494736.

10. Bradac O, Steklacova A, Nebrenska K, Vrana J, De Lacy P, Benes V. Accuracy of varioguide frameless stereotactic system against frame-based stereotaxy: prospective, randomized, single-center study. World Neurosurg. 2017;104:831–40. https://doi.org/10.1016/j. wneu.2017.04.104.

11. Vakharia VN, Sparks R, O'Keeffe AG, Rodionov R, Miserocchi A, Mcevoy A, et al. Accuracy of intracranial electrode placement for stereoencephalography: a systematic review and metaanalysis. Epilepsia. 2017;58:921–32. https://doi.org/10.1111/epi.13713.

12. Mirzadeh Z, Chen T, Chapple KM, Lambert M, Karis JP, Dhall R, et al. Procedural variables influencing stereotactic accuracy and efficiency in deep brain stimulation surgery. Oper Neurosurg. 2019;17:70–8. https://doi.org/10.1093/ons/opy291.

13. Shao HM, Chen JY, Truong TK, Reed IS, Kwoh YS. A new CT-aided robotic stereotaxis system. Proc Annu Symp Comput Appl Med Care. 1985;13:668–72.

14. Kwoh YS, Hou J, Jonckheere EA, Hayati S. A robot with improved absolute positioning accuracy or CT guided stereotactic brain surgery. IEEE Trans Biomed Eng. 1988;35(2):153–60.

15. Haegelen C, Touzet G, Reyns N, et al. Stereotactic robot-guided biopsies of brain stem lesions: experience with 15 cases. Neurochirurgie. 2010;56(5):363–7.

16. Lefranc M, Touzet G, Caron S, et al. Are stereotactic sample biopsies still of value in the modern management of pineal region tumours? Lessons from a single-department, retrospective series. Acta Neurochir. 2011;153(5):1111–22.

17. Cossu M, Cardinale F, Castana L, et al. Stereoelectroencephalography in the presurgical evaluation of focal epilepsy: a retrospective analysis of 215 procedures. Neurosurgery. 2005;57(4):706–18.

18. Wu C, Jermakowicz WJ, Chakravorti S, Cajigas I, Sharan AD, Jagid JR, et al. Effects of surgical targeting in laser interstitial thermal therapy for mesial temporal lobe epilepsy: a multicenter study of 234 patients. Epilepsia. 2019;60:1171–83. https://doi.org/10.1111/epi.15565.

19. Lefranc M, Le Gars D. Robotic implantation of deep brain stimulation leads, assisted by intraoperative, flat-panel CT. Acta Neurochir. 2012 Nov;154(11):2069–74.

20. Lefranc M, Capel C, Pruvot-Occean AS, Fichten A, Desenclos C, Toussaint P, et al. Frameless robotic stereotactic biopsies: a consecutive series of 100 cases. J Neurosurg. 2015;122(2):342–52.

21. Limousin P, Pollak P, Benazzouz A, Hoff-Mann D, Le Bas JF, Broussolle E, et al. Effect of parkinsonian signs and symptoms of bilateral subthalamic nucleus stimulation. Lancet. 1995;345(8942):91–5.

22. Ellis TM, Foote KD, Fernandez HH, Sudhyadhom A, Rodriguez RL, Zeilman P, et al. Reoperation for suboptimal outcomes after deep brain stimulation surgery. Neurosurgery. 2008 Oct;63(4):754–60.

23. Richardson RM, Ostrem JL, Starr PA. Surgical repositioning of misplaced subthalamic electrodes in Parkinson's disease: location of effective and ineffective leads. Stereotact Funct Neurosurg. 2009;87(5):297–303.

24. Steigerwald F, Müller L, Johannes S, Matthies C, Volkmann J. Directional deep brain stimulation of the subthalamic nucleus: a pilot study using a novel neurostimulation device. Mov Disord. 2016;31(8):1240–3.

25. Hariz MI. Complications of deep brain stimulation surgery. Mov Disord. 2002;17(S3):162–6.

26. Lefranc M, Capel C, Pruvot AS, Fichten A, Desenclos C, Toussaint P, et al. The impact of the reference imaging modality, registration method and intraoperative flat-panel computed tomography on the accuracy of the ROSA stereotactic robot. Stereotact Funct Neurosurg. 2014;92(4):242–50.

27. Li QH, Zamorano L, Pandya A, Perez R, Gong J, Diaz F. The application accuracy of the NeuroMate robot - a quantitative comparison with frameless and frame-based surgical localization systems. Comput Aided Surg. 2002;7(2):90–8.

28. Wiebe S, Blume WT, Girvin JP, Eliasziw M. A randomized, controlled trial of surgery for temporal-lobe epilepsy. N Engl J Med. 2001;345:311–8.

29. Engel JJ, Wiebe S, French J, et al. Practice parameter: temporal lobe and localized neocortical resections for epilepsy: report of the Quality Standards Subcommittee of the American Academy of Neurology, in association with the American Epilepsy Society and the American Association of Neurology. Neurology. 2003;60:538–47.

30. Engel JJ, McDermott MP, Wiebe S, et al. Early surgical therapy for drug-resistant temporal lobe epilepsy. JAMA. 2012;307:922–30.

31. Dwivedi R, Ramanujam B, Chandra S, et al. Surgery for drug resistant epilepsy in children. N Engl J Med. 2018;378:398–9.

32. Kilpatrick C, Cook M, Kaye A, Murphy M, Matkovic Z. Non-invasive investigations successfully select patients for temporal lobe surgery. J Neurol Neurosurg Psychiatry. 1997;63(3):327–33.

33. Diehl B, Lüders HO. Temporal lobe epilepsy: when are invasive recordings needed? Epilepsia. 2000;41(Suppl 3):S61–74.

34. Zumsteg D, Wieser HG. Presurgical evaluation: current role of invasive EEG. Epilepsia. 2000;41(Suppl 3):S55–60.

35. Cossu M, Lo Russo G, Francione S, et al. Epilepsy surgery in children: results and predictors of outcome on seizures. Epilepsia. 2008;49(1):65–72.

36. González-Martínez J, Bulacio J, Thompson S, et al. Technique, results, and complications related to robot-assisted stereoelectroencephalography. Neurosurgery. 2016;78(2):169–80. https://academic.oup.com/neurosurgery/article/78/2/169/2453610.

37. Cardinale F, Cossu M, Castana L, Casaceli G, Schiariti MP, Miserocchi A, et al. Stereoelectroencephalography: surgical methodology, safety, and stereotactic application accuracy in 500 procedures. Neurosurgery. 2013;72(3):353–66.

38. Mullin JP, Shriver M, Alomar S, et al. Is SEEG safe? A systematic review and meta-analysis of stereo-electroencephalographyrelated complications. Epilepsia. 2016;57:386–401.

39. Drane DL, Loring DW, Voets NL, Price M, Ojemann JG, Willie JT, et al. Better object recognition and naming outcome with MRI-guided stereotactic laser amygdalohippocampotomy for temporal lobe epilepsy. Epilepsia. 2015;56:101–13. https://doi.org/10.1111/epi.12860.

40. Voets NL, Alvarez I, Qiu D, Leatherday C, Willie JT, Sotiropoulos S, et al. Mechanisms and risk factors contributing to visual field deficits following stereotactic laser amygdalohippocampotomy. Stereotact Funct Neurosurg. 2019;97:255–65. https://doi.org/10.1159/000502701.

41. Jermakowicz WJ, Wu C, Neal E, Cajigas I, D'Haese PF, Donahue DJ, et al. Clinically significant visual deficits after laser interstitial thermal therapy for mesiotemporal epilepsy. Stereotact Funct Neurosurg. 2019;97:347–55. https://doi.org/10.1159/000504856.

42. Pauliah M, Saxena V, Haris M, Husain N, Rathore RKS, Gupta RK. Improved T1-weighted dynamic contrast-enhanced MRI to probe microvascularity and heterogeneity of human glioma. Magn Reson Imag. 2007;25(9):1292–9.

43. Kunz M, Thon N, Eigenbrod S, et al. Hot spots in dynamic18FET- PET delineate malignant tumor parts within suspected WHO grade II gliomas. Neuro-Oncology. 2011;13(3):307–16.

44. Zanello M, Roux A, Senova S, Peeters S, Edjlali M, Tauziede-Espariat A, Dezamis E, Parraga E, Zah-Bi G, Harislur M, Oppenheim C, Sauvageon X, Chretien F, Devaux B, Varlet P, Pallud J. Robot-assisted stereotactic biopsies in 377 consecutive adult patients with supratentorial diffuse gliomas: diagnostic yield, safety, and postoperative outcomes. World Neurosurg. 2021 Apr;148:e301–13. https:// doi.org/ 10.1016/j.wneu.2020.12.127.

45. Marcus HJ, Vakharia VN, Ourselin S, Duncan J, Tisdall M, Aquilina K. Robot-assisted stereotactic brain biopsy: systematic review and bibliometric analysis. Childs Nerv Syst. 2018;34(7):1299–309. https://doi.org/10.1007/s00381-018-3821-y.

46. Chen C, Lee I, Tatsui C, Elder T, Sloan AE. Laser interstitial thermotherapy (LITT) for the treatment of tumors of the brain and spine: a brief review. J Neuro-Oncol. 2021;151(3):429–42. https://doi.org/10.1007/s11060-020-03652-z.

47. Schieferdecker S, Hunsche S, El Majdoub F, Maarouf M. Robot-assisted stereotactic shunting as a novel treatment for pontine glioependymal cysts. J Neurol Surg A Cent Eur Neurosurg. 2021; https://doi.org/10.1055/s-0041-1726109.

48. Doddamani RS, Meena R, Sawarkar D, Singh P, Agrawal D, Singh M, Chandra PS. Robotguided ventriculoperitoneal shunt in slit-like ventricles. Neurol India. 2021;69(2):446–50. https://doi.org/10.4103/0028-3886.314585.

49. Liu HG, Liu DF, Zhang K, Meng FG, Yang AC, Zhang JG. Clinical application of a neurosurgical robot in intracranial ommaya reservoir implantation. Front Neurorobot. 2021;26(15):638633. https://doi.org/10.3389/fnbot.2021.638633.

50. Barua NU, Hopkins K, Woolley M, O'Sullivan S, Harrison R, Edwards RJ, et al. A novel implantable catheter system with transcutaneous port for intermittent convection-enhanced delivery of carboplatin for recurrent glioblastoma. Drug Deliv. 2016;23(1):167–73.

第四章

1. Zacharia BE, Schwartz TH. Diffusion of Neuroendoscopy: guided by the light. World Neurosurg. 2015;83(5):752–3. https://doi.org/10.1016/j.wneu.2014.10.010.

2. Kato T, Okumura I, Kose H, Takagi K, Hata N. Extended kinematic mapping of tendon-driven continuum robot for neuroendoscopy. In: 2014 IEEE/RSJ international conference on intelligent robots and systems. IEEE; 2014:1997–2002. https://

doi.org/10.1109/ IROS.2014. 6942828.

3. Shim KW. Neuroendoscopy: current and future perspectives. Published online 2017:5.

4. Perneczky A, Tschabitscher M, Resch KDM. Endoscopic anatomy for neurosurgery. G. Thieme Verlag; 1993.

5. Esposito F, Cappabianca P. Neuroendoscopy: general aspects and principles. World Neurosurg. 2013;79(2):S14.e7–9. https://doi.org/10.1016/j.wneu.2012.02.033.

6. Li KW, Nelson C, Suk I, Jallo GI. Neuroendoscopy: past, present, and future. Neurosurg Focus. 2005;19(6):1–5. https://doi.org/10.3171/foc.2005.19.6.2.

7. Cinalli G, Cappabianca P, de Falco R, et al. Current state and future development of intracranial neuroendoscopic surgery. Expert Rev Med Devices. 2005;2(3):351–73. https://doi.org/10.1586/17434440.2.3.351.

8. Di Ieva A, Tam M, Tschabitscher M, Cusimano MD. A journey into the technical evolution of neuroendoscopy. World Neurosurg. 2014;82(6):e777–89. https://doi.org/ 10.1016/j.wneu. 2014.09.005.

9. Zimmermann M, Krishnan R, Raabe A, Seifert V. Robot-assisted navigated endoscopic ventriculostomy: implementation of a new technology and frst clinical results. Acta Neurochir. 2004;146(7) .https://doi.org/10.1007/s00701-004-0267-7.

10. Enchev Y, Oi S. Historical trends of neuroendoscopic surgical techniques in the treatment of hydrocephalus. Neurosurg Rev. 2008;31(3):249–62. https://doi.org/10.1007/ s10143-008-0131-y.

11. Cappabianca P, Cinalli G, Gangemi M, et al. Application of neuroendoscopy to intraventricular lesions. Neurosurgery. 2008;62(Suppl_2):SHC575–98. https://doi.org/10. 1227/01.neu. 0000316262.74843.dd.

12. Somji M, Badhiwala J, McLellan A, Kulkarni AV. Diagnostic yield, morbidity, and mortality of intraventricular neuroendoscopic biopsy: systematic review and meta-analysis. World Neurosurg. 2016;85:315–324.e2. https://doi.org/10.1016/j.wneu.2015.09.011.

13. Goldstein HE, Anderson RCE. The era of neuroendoscopy: just how far can we go? World Neurosurg. 2016;87:656–8. https://doi.org/10.1016/j.wneu.2015.10.046.

14. Trévillot V, Garrel R, Dombre E, Poignet P, Sobral R, Crampette L. Robotic endoscopic sinus and skull base surgery: review of the literature and future prospects. Eur Ann Otorhinolaryngol Head Neck Dis. 2013;130(4):201–7. https://doi.org/10.1016/j.anorl.2012.03.010.

15. Doglietto F, Prevedello DM, Jane JA, Han J, Laws ER. A brief history of endoscopic transsphenoidal surgery—from Philipp Bozzini to the First World Congress of Endoscopic Skull Base Surgery. Neurosurg Focus. 2005;19(6):1–6. https://doi.org/ 10.3171/foc. 2005. 19.6.4.

16. Cabuk B, Ceylan S, Anik I, Tugasaygi M, Kizir S. A haptic guided robotic system for endoscope positioning and holding. Turk Neurosurg. 2014; https://doi.org/10.5137/1019-5149.JTN.13290-14.0.

17. Castelnuovo P, Pistochini A, Locatelli D. Different surgical approaches to the sellar region: focusing on the "Two Nostrils Four Hands Technique". Rhinology. 2006;44(1):2-7.

18. Marciano F, Mattogno PP, Codenotti A, Cocca P, Fontanella MM, Doglietto F. Work-related musculoskeletal disorders among endoscopic transsphenoidal surgeons: a systematic review of prevalence and ergonomic interventions. Int J Occup Saf Ergon JOSE. 2020;1:1–10. https://doi.org/10.1080/10803548.2020.1774160.

19. Mattogno PP, Marciano F, Catalino MP, et al. Ergonomics in endoscopic trans-sphenoidal surgery: a survey of the North American Skull Base Society. J Neurol Surg Part B Skull Base. 2021; https://doi.org/10.1055/s-0041-1729906.

20. Schroeder HWS, Oertel J, Gaab MR. Endoscope-assisted microsurgical resection of epidermoid tumors of the cerebellopontine angle. J Neurosurg. 2004;101(2):227–32. https://doi.org/10.3171/jns.2004.101.2.0227.

21. Schroeder HWS. Transcranial endoscope-assisted skull base surgery-posterior fossa. Innov Neurosurg. 2013;1(1) https://doi.org/10.1515/ins-2012-0009.

22. Abolfotoh M, Bi WL, Hong C-K, et al. The combined microscopic-endoscopic technique for radical resection of cerebellopontine angle tumors. J Neurosurg. 2015;123(5):1301–11. https://doi.org/10.3171/2014.10.JNS141465.

23. Marcus HJ, Seneci CA, Payne CJ, Nandi D, Darzi A, Yang G-Z. Robotics in keyhole transcranial endoscope-assisted microsurgery: a critical review of existing systems and proposed specifcations for new robotic platforms. Oper Neurosurg. 2014;10(1):84–96. https://doi.org/10.1227/NEU.0000000000000123.

24. Zimmermann M. Robot-assisted navigated neuroendoscopy. Published online 2002:7.

25. Takasuna H, Goto T, Kakizawa Y, et al. Use of a micromanipulator system (NeuRobot) in endoscopic neurosurgery. J Clin Neurosci. 2012;19(11):1553–7. https://doi.org/ 10.1016/j. jocn.2012.01.033.

26. Carrau RL, Prevedello DM, de Lara D, Durmus K, Ozer E. Combined transoral robotic surgery and endoscopic endonasal approach for the resection of extensive malignancies of the skull base: combined TORS and EEA for Resection of Extensive Malignancies of Skull Base. Head Neck. 2013;35(11):E351–8. https://doi.org/10.1002/hed.23238.

27. Calisto A, Bulteau C, Delalande O. Endoscopic disconnection of hypothalamic hamartomas: safety and feasibility of robot-assisted, thulium laser–based procedures. J Neurosurg. 2014;14:10.

28. De Benedictis A, Trezza A, Carai A, et al. Robot-assisted procedures in pediatric neurosurgery. Neurosurg Focus. 2017;42(5):E7. https://doi.org/10.3171/2017.2.FOCUS16579.

29. Hoshide R, Calayag M, Meltzer H, Levy ML, Gonda D. Robot-assisted endoscopic third ventriculostomy: institutional experience in 9 patients. J Neurosurg Pediatr. 2017;20(2):125-33. https://doi.org/10.3171/2017.3.PEDS16636.

30. Ogiwara T, Goto T, Nagm A, Hongo K. Endoscopic endonasal transsphenoidal surgery using the iArmS operation support robot: initial experience in 43 patients. Neurosurg Focus. 2017;42(5):E10. https://doi.org/10.3171/2017.3.FOCUS16498.

31. Niccolini M, Castelli V, Diversi C, Kang B, Mussa F, Sinibaldi E. Development and preliminary assessment of a robotic platform for neuroendoscopy based on a lightweight robot: robotic platform for neuroendoscopy with a lightweight robot. Int J Med Robot. 2016;12(1):4-17. https://doi.org/10.1002/rcs.1638.

32. Hongo K, Kobayashi S, Kakizawa Y, et al. NeuRobot: telecontrolled micromanipulator system for minimally invasive microneurosurgery. Prelimin Results. 2002;51:985–8.

33. Hongo K, Goto T, Miyahara T, Kakizawa Y, Koyama J, Tanaka Y. Telecontrolled micromanipulator system (NeuRobot) for minimally invasive neurosurgery. In: Nimsky C, Fahlbusch R, editors. Medical technologies in neurosurgery, vol. 98. Vienna: Springer; 2006. p. 63-6. https://doi.org/10.1007/978-3-211-33303-7_9.

34. Nimsky CH, Rachinger J, Fahlbusch R. Adaptation of a hexapod-based robotic system for extended endoscope-assisted transsphenoidal skull base surgery. Min - Minim Invasive Neurosurg. 2004;47(1):41–6. https://doi.org/10.1055/s-2003-812465.

35. Rox MF, Ropella DS, Hendrick RJ, et al. Mechatronic design of a two-arm concentric tube robot system for rigid neuroendoscopy. IEEEASME Trans Mechatron. 2020;25(3):1432–43. https://doi.org/10.1109/TMECH.2020.2976897.

36. Butler EJ, Hammond-Oakley R, Chawarski S, et al. Robotic neuro-endoscope with concentric tube augmentation. Published online 2013:21.

37. Kato T, Okumura I, Kose H, Takagi K, Hata N. Tendon-driven continuum robot for neuroendoscopy: validation of extended kinematic mapping for hysteresis operation. Int J Comput Assist Radiol Surg. 2016;11(4):589–602. https://doi.org/10.1007/s11548-015-1310-2.

38. Camarillo DB, Milne CF, Carlson CR, Zinn MR, Salisbury JK. Mechanics modeling of tendon-driven continuum manipulators. IEEE Trans Robot. 2008;24(6):1262–73. https://doi.org/10.1109/TRO.2008.2002311.

39. Kato T, Okumura I, Song S-E, Hata N. Multi-section continuum robot for endoscopic surgical clipping of intracranial aneurysms. In: Salinesi C, Norrie MC, Pastor Ó, editors. Advanced information systems engineering, vol. 7908. Berlin Heidelberg: Springer; 2013. p. 364-71. https://doi.org/10.1007/978-3-642-40811-3-46.

40. Gao Y, Takagi K, Kato T, Shono N, Hata N. Continuum robot with follow-the-leader motion for endoscopic third ventriculostomy and tumor biopsy. IEEE Trans Biomed Eng. 2020;67(2):379–90. https://doi.org/10.1109/TBME.2019.2913752.

41. Wang J, Ha J, Dupont PE. Steering a multi-armed robotic sheath using eccentric precurved tubes. In: 2019 international conference on robotics and automation (ICRA). IEEE; 2019. p. 9834–40. https://doi.org/10.1109/ICRA.2019.8794245.

42. Bolzoni Villaret A, Doglietto F, Carobbio A, Schreiber A. Robotic transnasal endoscopic skull base surgery: systematic review of the literature and report of a novel prototype for a hybrid system (BEAR). World Neurosurg. 2017;33.

43. Madoglio A, Zappa F, Mattavelli D, et al. Robotics in endoscopic transnasal skull base surgery: literature review and personal experience. In: Control systems design of bio-robotics and biomechatronics with advanced applications. Elsevier; 2020. p. 221–44. https://doi.org/10.1016/B978-0-12-817463-0.00008-3.

44. Xia T, Baird C, Jallo G, et al. An integrated system for planning, navigation and robotic assistance for skull base surgery: integrated system for skull base robotic surgery. Int J Med Robot. 2008;4(4):321–30. https://doi.org/10.1002/rcs.213.

45. Trévillot V, Sobral R, Dombre E, Poignet P, Herman B, Crampette L. Innovative endoscopic sino-nasal and anterior skull base robotics. Int J Comput Assist Radiol Surg. 2013;8(6):977–87. https://doi.org/10.1007/s11548-013-0839-1.

46. Wurm J, Dannenmann T, Bohr C, Iro H, Bumm K. Increased safety in robotic paranasal sinus and skull base surgery with redundant navigation and automated registration. Int J Med Robot. 2005;1(3):42–8. https://doi.org/10.1002/rcs.26.

47. Eichhorn KW, Bootz F. Clinical requirements and possible applications of robot assisted endoscopy in skull base and sinus surgery. Acta Neurochir. 2011;109:237-40.

48. Strauß G, Hofer M, Kehrt S, et al. Ein Konzept für eine automatisierte Endoskopführung für die Nasennebenhöhlenchirurgie. HNO. 2007;55(3):177–84. https://doi.org/10.1007/s00106-006-1434-3.

49. Yoon HS, Oh SM, Jeong JH. Active bending endoscope robot system for navigation through sinus area. IEEE/RSJ; 2011.

50. Nathan C-A, Chakradeo V, Malhotra K, D'Agostino H, Patwardhan R. The voice-controlled robotic assist scope holder AESOP for the endoscopic approach to the sella. Skull Base. 2006;16(03):123–31. https://doi.org/10.1055/s-2006-939679.

51. Chan JYK, Leung I, Navarro-Alarcon D, et al. Foot-controlled robotic-enabled endoscope holder for endoscopic sinus surgery: a cadaveric feasibility study: foot controlled robotic endoscope. Laryngoscope. 2016;126(3):566-9. https://doi.org/10.1002/lary.25634.

52. Schneider JS, Burgner J, Iii RJW, Iii PTR. Robotic surgery for the sinuses and skull base: what are the possibilities and what are the obstacles? Published online 2014:12.

53. Swaney PJ, Croom JM, Burgner J, et al. Design of a quadramanual robot for single-nostril skull base surgery. In: Volume 3: renewable energy systems; robotics; robust control; single track vehicle dynamics and control; stochastic models, control and algorithms in robotics; structure dynamics and smart structures. ASME; 2012. p. 387–93. https://doi.org/10.1115/DSCC2012-MOVIC2012-8536.

54. Swaney P, Gilbert H, Webster R, Russell P, Weaver K. Endonasal skull base tumor removal using concentric tube continuum robots: a phantom study. J Neurol Surg Part B Skull Base. 2014;76(02):145–9. https://doi.org/10.1055/s-0034-1390401.

55. Wirz R, Torres LG, Swaney PJ, et al. An experimental feasibility study on robotic endonasal telesurgery. Neurosurgery. 2015;76(4):479–84. https://doi.org/ 10.1227/NEU. 0000000000000623.

56. Zappa F, Mattavelli D, Madoglio A, et al. Hybrid robotics for endoscopic skull base surgery: preclinical evaluation and surgeon frst impression. World Neurosurg. 2020;134:e572–80. https://doi.org/10.1016/j.wneu.2019.10.142.

57. Zappa F, Madoglio A, Ferrari M, et al. Hybrid robotics for endoscopic transnasal skull base surgery: single-Centre case series. Oper Neurosurg Hagerstown Md. 2021;21(6):426–35.

58. Bodani V, Azimian H, Looi T, Drake JM. Design and evaluation of a concentric tube robot for minimally- invasive endoscopic paediatric. Neurosurgery. 2014;61(Suppl 1):192.

59. Nathoo N, Çavuşoğlu MC, Vogelbaum MA, Barnett GH. In touch with robotics: neurosurgery for the future. Neurosurgery. 2005;56(3):421–33. https://doi.org/10.1227/01.NEU.0000153929.68024.CF.

60. Chandra PS, Kurwale N, Garg A, Dwivedi R, Malviya SV, Tripathi M. Endoscopy-assisted interhemispheric transcallosal hemispherotomy. Neurosurgery. 2015;76(4):485–95. https://doi.org/10.1227/NEU.0000000000000675.

61. Chandra PS, Subianto H, Bajaj J, et al. Endoscope-assisted (with robotic guidance and using a hybrid technique) interhemispheric transcallosal hemispherotomy: a comparative study with open hemispherotomy to evaluate effcacy, complications, and outcome. J Neurosurg Pediatr. 2019;23(2):187–97. https://doi.org/10.3171/2018.8.PEDS18131.

62. Chumnanvej S, Pillai BM, Chalongwongse S, Suthakorn J. Endonasal endoscopic transsphenoidal approach robot prototype: a cadaveric trial. Asian J Surg. 2021;44(1):345–51. https://doi.org/10.1016/j.asjsur.2020.08.011.

第五章

1. Overley SC, Cho SK, Mehta AI, Arnold PM. Navigation and robotics in spinal surgery: where are we now? Neurosurgery. 2017;80(3S):S86–99.

2. Sukovich W, Brink-Danan S, Hardenbrook M. Miniature robotic guidance for pedicle screw placement in posterior spinal fusion: early clinical experience with the SpineAssist. Int J Med Robot. 2006;2(2):114–22.

3. Chenin L, Peltier J, Lefranc M. Minimally invasive transforaminal lumbar interbody fusion with the ROSA(TM) spine robot and intraoperative fat-panel CT guidance. Acta Neurochir.2016;158(6):1125–8.

4. D'Souza M, Gendreau J, Feng A, Kim LH, Ho AL, Veeravagu A. Robotic-assisted spine surgery: history, effcacy, cost. And Fut Trends Robot Surg. 2019;6:9–23.

5. Nooh A, Aoude A, Fortin M, Aldebeyan S, Abduljabbar FH, Eng PJ, et al. Use of computer assistance in lumbar fusion surgery: analysis of 15 222 patients in the ACS-NSQIP database.Global Spine J. 2017;7(7):617–23.

6. Devito DP, Kaplan L, Dietl R, Pfeiffer M, Horne D, Silberstein B, et al. Clinical acceptance and accuracy assessment of spinal implants guided with SpineAssist surgical robot: retrospective study. Spine (Phila Pa 1976). 2010;35(24):2109–15.

7. Ringel F, Stüer C, Reinke A, Preuss A, Behr M, Auer F, et al. Accuracy of robot-assisted placement of lumbar and sacral pedicle screws: a prospective randomized comparison to conventional freehand screw implantation. Spine (Phila Pa 1976). 2012;37(8):E496–501.

8. Le X, Tian W, Shi Z, Han X, Liu Y, Liu B, et al. Robot-assisted versus fuoroscopy-assisted cortical bone trajectory screw instrumentation in lumbar spinal surgery: a matched-cohort comparison. World Neurosurg. 2018;120:e745–e51.

9. Yu L, Chen X, Margalit A, Peng H, Qiu G, Qian W. Robot-assisted vs freehand pedicle screw fxation in spine surgery - a systematic review and a meta-analysis of comparative studies. Int J Med Robot. 2018;14(3):e1892.

10. Hu X, Lieberman IH. What is the learning curve for robotic-assisted pedicle screw placement in spine surgery? Clin OrthopRelat Res. 2014;472(6):1839–44.

11. Dreval' ON, Rynkov IP, Kasparova KA, Bruskin A, AleksandrovskiïV, Zil'bernshteïn V. Results of using spine assist Mazor in

surgical treatment of spine disorders. ZhVoprNeirokhirIm N NBurdenko. 2014;78(3):14–20.

12. Fiani B, Quadri SA, Farooqui M, Cathel A, Berman B, Noel J, et al. Impact of robot-assisted spine surgery on health care quality and neurosurgical economics: a systemic review.Neurosurg Rev. 2020;43(1):17–25.

13. Hu X, Ohnmeiss DD, Lieberman IH. Robotic-assisted pedicle screw placement: lessons learned from the frst 102 patients. Eur Spine J. 2013;22(3):661–6.

14. Kim HJ, Lee SH, Chang BS, Lee CK, Lim TO, Hoo LP, et al. Monitoring the quality of robotassisted pedicle screw fxation in the lumbar spine by using a cumulative summation test.Spine (Phila Pa 1976). 2015;40(2):87–94.

15. Khan A, Meyers JE, Siasios I, Pollina J. Next-generation robotic spine surgery: frst report on feasibility, safety, and learning curve. OperNeurosurg (Hagerstown). 2019;17(1):61–9.

16. Suliman A, Wollstein R, Bernfeld B, Bruskin A. Robotic-assisted device in posterior spinal fusion for a high risk thoraculombar fracture in ankylosing spondylitis. Asian Spine J. 2014;8(1):64–8.

17. Lefranc M, Peltier J. Evaluation of the ROSA™ spine robot for minimally invasive surgical procedures. Expert Rev Med Devices. 2016;13(10):899–906.

18. Zygourakis CC, Ahmed AK, Kalb S, Zhu AM, Bydon A, Crawford NR, et al. Technique: open lumbar decompression and fusion with the Excelsius GPS robot. Neurosurg Focus.2018;45(Video Suppl 1):V6.

19. Lee JY, Bhowmick DA, Eun DD, Welch WC. Minimally invasive, robot-assisted, anterior lumbar interbody fusion: a technical note. J Neurol Surg A Cent EurNeurosurg. 2013;74(4):258–61.

20. Bertelsen A, Melo J, Sánchez E, Borro D. A review of surgical robots for spinal interventions. Int J Med Robot. 2013;9(4):407–22.

21. Trybula SJ, Oyon DE, Wolinsky JP. Robotic tissue manipulation and resection in spine surgery. Neurosurg Clin N Am. 2020;31(1):121–9.

22. Kim HJ, Jung WI, Chang BS, Lee CK, Kang KT, Yeom JS. A prospective, randomized, controlled trial of robot-assisted vs freehand pedicle screw fxation in spine surgery. Int J Med Robot. 2017;13(3).

23. Lonjon N, Chan-Seng E, Costalat V, Bonnafoux B, Vassal M, Boetto J. Robot-assisted spine surgery: feasibility study through a prospective case-matched analysis. Eur Spine J. 2016;25(3):947–55.

24. Roser F, Tatagiba M, Maier G. Spinal robotics: current applications and future perspectives.Neurosurgery. 2013;72(Suppl 1):12–8.

25. Wang JQ, Wang Y, Feng Y, Han W, Su YG, Liu WY, et al. Percutaneous sacroiliac screw placement: a prospective randomized comparison of robot-assisted navigation procedures with a conventional technique. Chin Med J. 017;130(21):2527–34.

26. Li HM, Zhang RJ, Shen CL. Accuracy of pedicle screw placement and clinical outcomes of robot-assisted technique versus conventional freehand technique in spine surgery from nine randomized controlled trials: a meta-analysis. Spine (Phila Pa 1976). 2020;45(2):E111–E9.

27. Han X, Tian W, Liu Y, Liu B, He D, Sun Y, et al. Safety and accuracy of robot-assisted versus fuoroscopy-assisted pedicle screw insertion in thoracolumbar spinal surgery: a prospective randomized controlled trial. J Neurosurg Spine. 2019;1-8.

28. Hyun SJ, Kim KJ, Jahng TA, Kim HJ. Minimally invasive robotic versus open fuoroscopicguided spinal instrumented fusions: a randomized controlled trial. Spine (Phila Pa 1976).2017;42(6):353–8.

29. Solomiichuk V, Fleischhammer J, Molliqaj G, Warda J, Alaid A, von Eckardstein K, et al.Robotic versus fuoroscopy-guided pedicle screw insertion for metastatic spinal disease: a matched-cohort comparison. Neurosurg Focus. 2017;42(5):E13.

30. Bederman SS, Hahn P, Colin V, Kiester PD, Bhatia NN. Robotic GUIDANCE for S2-alar-iliac screws in spinal deformity correction. Clin Spine Surg. 2017;30(1):E49–53.

31. Hu X, Lieberman IH. Robotic-guided sacro-pelvic fxation using S2 alar-iliac screws: feasibility and accuracy. Eur Spine J. 2017;26(3):720–5.

32. Hyun SJ, Kim KJ, Jahng TA. S2 alar iliac screw placement under robotic guidance for adult spinal deformity patients: technical note. Eur Spine J. 2017;26(8):2198–203.

33. Laratta JL, Shillingford JN, Lombardi JM, Alrabaa RG, Benkli B, Fischer C, et al. Accuracy of S2 alar-iliac screw placement under robotic guidance. Spine Deform. 2018;6(2):130–6.

34. Kim HJ, Kang KT, Park SC, Kwon OH, Son J, Chang BS, et al. Biomechanical advantages of robot-assisted pedicle screw fxation in posterior lumbar interbody fusion compared with freehand technique in a prospective randomized controlled trial-perspective for patient-specifcfnite element analysis. Spine J. 2017;17(5):671–80.

35. Ravi B, Zahrai A, Rampersaud R. Clinical accuracy of computer-assisted two-dimensional fuoroscopy for the percutaneous placement of lumbosacral pedicle screws. Spine (Phila Pa 1976). 2011;36(1):84–91.

36. Menger RP, Savardekar AR, Farokhi F, Sin A. A cost-effectiveness analysis of the integration of robotic spine technology in spine surgery. Neurospine. 2018;15(3):216–24.

37. Schroerlucke S, Good C, Wang MA. Prospective, comparative study of robotic-guidance versus freehand in minimally invasive spinal fusion surgery: frst report from MIS ReFRESH. Spine J. 2016;16(10).

第六章

1. Saadeh Y, Vyas D. Nanorobotic applications in medicine: current proposals and designs. Am J Robot Surg. 2014;1(1):4-11.

2. Bhushan B. Introduction to nanotechnology. In: Springer handbook of nanotechnology. Berlin Heidelberg: Springer; 2017. p. 1-19.

3. Sensing JL, Bertaesteban-Fernándezde Á, Wei G, Liangfang Z, Joseph W. Micro/nanorobots for biomedicine: delivery, surgery. Sci Robot. Published online. 2017.

4. Lafuente JV, Requejo C, Ugedo L. Nanodelivery of therapeutic agents in Parkinson's disease. Prog Brain Res. 2019;245:263-79.

5. Ozkizilcik A, Sharma A, Lafuente JV, et al. Nanodelivery of cerebrolysin reduces pathophysiology of Parkinson's disease. Prog Brain Res. 2019;245:201-46.

6. Chang WC, Hawkes EA, Kliot M, Sretavan DW. In vivo use of a nanoknife for axon microsurgery. Neurosurgery. 2007;61(4):683–91. discussion 691-2.

7. Martins NRB, Angelica A, Chakravarthy K, et al. Human brain/cloud interface. Front Neurosci. 2019;13:112.

8. Soto F, Wang J, Ahmed R, Demirci U. Medical robotics: medical micro/nanorobots in precision medicine. Adv Sci (Weinh). 2020;7(21):2070117.

第七章

1. Yoon D. What we need to prepare for the fourth industrial revolution. Healthc Inform Res. 2017;23:75. https://doi.org/10.4258/hir.2017.23.2.75.

2. National Academies of Sciences, Engineering, and Medicine. The fourth industrial revolution: proceedings of a workshop–in brief. The National Academies Press; 2017. https://doi. org/10.17226/24699.

3. Obermeyer Z, Emanuel EJ. Predicting the future — big data, machine learning, and clinical medicine. N Engl J Med. 2016;375(13):1216–9. https://doi.org/10.1056/NEJMp1606181.

4. Jordan MI, Mitchell TM. Machine learning: trends, perspectives, and prospects. Science (80-). 2015;349(6245):255–60. https://doi.org/10.1126/science.aaa8415.

5. Fomenko A, Lozano A. Artifcial intelligence in neurosurgery. Univ Tor Med J. 2019;96:19–21.

6. Senders J, Arnaout O, Karhade A, et al. Natural and artifcial intelligence in neurosurgery: a systematic review. Neurosurgery. 2017;83:181–92. https://doi.org/10.1093/ neuros/nyx384.

7. Ahmed Z, Mohamed K, Zeeshan S, Dong X. Artifcial intelligence with multi-functional machine learning platform development for better healthcare and precision medicine. Database J Biol Databases Curat. 2020;2020:baaa010. https://doi. org/10.1093/database/ baaa010.

8. Galbusera F, Casaroli G, Bassani T. Artifcial intelligence and machine learning in spine research. Jor Spine. 2019;2(1):e1044. https://doi.org/10.1002/jsp2.1044.

9. Hoy M. The "Internet of Things": what it is and what it means for libraries. Med Ref Serv Q. 2015;34:353–8. https://doi.org/10. 1080/02763869.2015.1052699.

10. Nam K, Kim D, Choi B, Han I. Internet of Things, digital biomarker, and artifcial intelligence in spine: current and future perspectives. Neurospine. 2019;16:705–11. https://doi. org/10.14245/ns.1938388.194.

11. Hoeks L, de Ranitz-Greven W, de Valk H. Real-time continuous glucose monitoring system for treatment of diabetes: a systematic review. Diabet Med. 2011;28:386–94. https://doi. org/10.1111/j.1464-5491.2010.03177.x.

12. Rumpler M, Mader JK, Fischer JP, et al. First application of a transcutaneous optical singleport glucose monitoring device in patients with type 1 diabetes mellitus. Biosens Bioelectron. 2017;88:240–8. https://doi.org/10.1016/j.bios.2016.08.039.

13. Mora H, Gil D, Terol R, Azorin-Lopez J, Szymanski J. An IoT-based computational framework for healthcare monitoring in mobile environments. Sensors. 2017;17:2302. https://doi. org/10.3390/s17102302.

14. Chakravorty A, Mobbs R, Anderson D, et al. The role of wearable devices and objective gait analysis for the assessment and monitoring of patients with lumbar spinal stenosis: systematic review. BMC Musculoskelet Disord. 2019;20 https://doi. org/10.1186/s12891-019-2663-4.

15. Meinert E, Van Velthoven M, Brindley D, et al. The Internet of Things in health care in Oxford: protocol for proof-of-concept projects. JMIR Res Protoc. 2018;7(12):e12077. https://doi.org/10.2196/12077.

16. Rajiv. What are the major components of Internet of Things. Published 2018. https://www. rfpage.com/what-are-the-major-components-of-internet-of-things/.

17. Nakamura T, Ogiwara T, Goto T, et al. Clinical experience of endoscopic endonasal approach in the innovative, newly

developed operating room "smart cyber operating theater (SCOT)". World Neurosurg. 2020;134:293–6. https://doi.org/10.1016/j.wneu.2019.11.021.

18. Okamoto J, Masamune K, Iseki H, Muragaki Y. Development concepts of a Smart Cyber Operating Theater (SCOT) using ORiN technology. Biomed Eng/Biomed Tech. 2017;63:31–7. https://doi.org/10.1515/bmt-2017-0006.

19. Ghahramani Z. Probabilistic machine learning and artifcial intelligence. Nature. 2015;521(7553):452–9. https://doi.org/10.1038/nature14541.

20. Senders JT, Arnaout O, Karhade AV, et al. Natural and artifcial intelligence in neurosurgery: a systematic review. Neurosurgery. 2018;83(2):181–92. https://doi.org/10.1093/ neuros/nyx384.

21. Rajpurkar P, Irvin J, Zhu K, et al. CheXNet: radiologist-level pneumonia detection on chest X-Rays with deep learning. Published online November 14, 2017.

22. Esteva A, Kuprel B, Novoa RA, et al. Dermatologist-level classifcation of skin cancer with deep neural networks. Nature. 2017;542(7639):115–8. https://doi.org/10.1038/nature21056.

23. He J, Baxter SL, Xu J, Xu J, Zhou X, Zhang K. The practical implementation of artifcial intelligence technologies in medicine. Nat Med. 2019;25(1):30–6. https://doi.org/10.1038/ s41591-018-0307-0.

24. Titano JJ, Badgeley M, Scheffein J, et al. Automated deep-neural-network surveillance of cranial images for acute neurologic events. Nat Med. 2018;24(9):1337–41. https://doi. org/10.1038/s41591-018-0147-y.

25. Bennett CC, Hauser K. Artifcial intelligence framework for simulating clinical decisionmaking: a Markov decision process approach. Artif Intell Med. 2013;57(1):9–19. https://doi. org/10.1016/j.artmed.2012.12.003.

26. Volkov M, Hashimoto DA, Rosman G, Meireles OR, Rus D. Machine learning and coresets for automated real-time video segmentation of laparoscopic and robot-assisted surgery. In: 2017 IEEE international conference on robotics and automation (ICRA); 2017. p. 754–9. https://doi.org/10.1109/ICRA.2017.7989093.

27. Stauder R, Okur A, Peter L, et al. Random forests for phase detection in surgical workfow analysis. In: Stoyanov D, Collins DL, Sakuma I, Abolmaesumi P, Jannin P, editors. BT - information processing in computer-assisted interventions. Springer; 2014. p. 148–57.

28. Burns JE, Yao J, Summers RM. Vertebral body compression fractures and bone density: automated detection and classifcation on CT images. Radiology. 2017;284(3):788–97. https:// doi.org/10.1148/radiol.2017162100.

29. Ueda D, Yamamoto A, Nishimori M, et al. Deep learning for MR angiography: automated detection of cerebral aneurysms. Radiology. 2018;290(1):187–94. https://doi.org/10.1148/ radiol.2018180901.

30. Topol EJ. High-performance medicine: the convergence of human and artifcial intelligence. Nat Med. 2019;25(1):44–56. https:// doi.org/10.1038/s41591-018-0300-7.

31. Rajkomar A, Dean J, Kohane I. Machine learning in medicine. N Engl J Med. 2019;380(14):1347–58. https://doi.org/10.1056/ NEJMra1814259.

32. Panesar S, Cagle Y, Chander D, Morey J, Fernandez-Miranda J, Kliot M. Artifcial intelligence and the future of surgical robotics. Ann Surg. 2019;270(2):223–6. https://journals.lww.com/ annalsofsurgery/Fulltext/2019/08000/Artifcial_Intelligence_ and_the_Future_of_Surgical.7.aspx.

33. Bohl MA, Oppenlander ME, Spetzler R. A prospective cohort evaluation of a robotic, auto-navigating operating microscope. Cureus. 2016;8(6):e662. https://doi.org/10.7759/ cureus.662.

34. Surgical robotics. Evaluation of the computer motion AESOP 3000 robotic endoscope holder. Health Devices. 2002;31(7):256–68.

35. Yu J, Shi Z, Lian Y, et al. Noninvasive IDH1 mutation estimation based on a quantitative radiomics approach for grade II glioma. Eur Radiol. 2017;27(8):3509–22. https://doi. org/10.1007/s00330-016-4653-3.

36. Ahn SS, Shin N-Y, Chang JH, et al. Prediction of methylguanine methyltransferase promoter methylation in glioblastoma using dynamic contrast-enhanced magnetic resonance and diffusion tensor imaging. J Neurosurg JNS. 2014;121(2):367–73. https:// doi.org/10.3171/2014.5. JNS132279.

37. Kickingereder P, Bonekamp D, Nowosielski M, et al. Radiogenomics of glioblastoma: machine learning-based classifcation of molecular characteristics by using multiparametric and multiregional MR imaging features. Radiology. 2016;281:161382. https://doi. org/10.1148/ radiol.2016161382.

38. Panesar SS, D'Souza RN, Yeh F-C, Fernandez-Miranda JC. Machine learning versus logistic regression methods for 2-year mortality prognostication in a small, heterogeneous glioma database. World Neurosurg X. 2019;2:100012. https://doi. org/10.1016/j.wnsx.2019.100012.

39. Chang K, Bai HX, Zhou H, et al. Residual convolutional neural network for the determination of IDH status in low- and high-grade gliomas from MR imaging. Clin Cancer Res. 2018;24(5):1073–81. https://doi.org/10.1158/1078-0432.CCR-17-2236.

40. Panesar S, Kliot M, Parrish R, Fernandez-Miranda J, Cagle Y, Britz G. Promises and perils of artifcial intelligence in neurosurgery. Neurosurgery. 2019;87:33–44. https://doi.org/10.1093/ neuros/nyz471.

41. Brown AD, Marotta TR. Using machine learning for sequence-level automated MRI protocol selection in neuroradiology. J Am Med Informatics Assoc. 2018;25(5):568–71. https://doi. org/10.1093/jamia/ocx125.

42. Zhou H, Vallières M, Bai HX, et al. MRI features predict survival and molecular markers in diffuse lower-grade gliomas. Neuro-Oncology. 2017;19(6):862–70. https://doi.org/10.1093/ neuonc/now256.

43. Kassahun Y, Perrone R, De Momi E, et al. Automatic classifcation of epilepsy types using ontology-based and genetics-based machine learning. Artif Intell Med. 2014;61(2):79–88. https://doi.org/10.1016/j.artmed.2014.03.001.

44. Zhang B, Chang K, Ramkissoon S, et al. Multimodal MRI features predict isocitrate dehydrogenase genotype in high-grade gliomas. Neuro-Oncology. 2017;19(1):109–17. https://doi. org/10.1093/neuonc/now121.

45. Chen R, Snyder M. Promise of personalized omics to precision medicine. Wiley Interdiscip Rev Syst Biol Med. 2013;5(1):73–82. https://doi.org/10.1002/wsbm.1198.

46. Fereidouni F, Harmany ZT, Tian M, et al. Microscopy with ultraviolet surface excitation for rapid slide-free histology. Nat Biomed Eng. 2017;1(12):957–66. https://doi.org/10.1038/ s41551-017-0165-y.

47. Tankus A, Yeshurun Y, Fried I. An automatic measure for classifying clusters of suspected spikes into single cells versus multiunits. J Neural Eng. 2009;6(5):56001. https://doi. org/10.1088/1741-2560/6/5/056001.

48. Emblem KE, Nedregaard B, Hald JK, Nome T, Due-Tonnessen P, Bjornerud A. Automatic glioma characterization from dynamic susceptibility contrast imaging: brain tumor segmentation using knowledge-based fuzzy clustering. J Magn Reson Imaging. 2009;30(1):1–10. https://doi.org/10.1002/jmri.21815.

49. Emblem KE, Pinho MC, Zöllner FG, et al. A generic support vector machine model for preoperative glioma survival associations. Radiology. 2014;275(1):228–34. https://doi. org/ 10. 1148/radiol.14140770.

50. Rughani A, Dumont T, Lu Z, et al. Use of an artifcial neural network to predict head injury outcome: clinical article. J Neurosurg. 2009;113:585–90. https://doi.org/10.3171/2009.11. JNS09857.

51. Lee JS, Lee DS, Kim S-K, et al. Localization of epileptogenic zones in F-18 FDG brain PET of patients with temporal lobe epilepsy using artifcial neural network. IEEE Trans Med Imaging. 2000;19(4):347–55. https://doi.org/10.1109/42.848185.

52. Kerr WT, Nguyen ST, Cho AY, et al. Computer-aided diagnosis and localization of lateralized temporal lobe epilepsy using interictal FDG-PET. Front Neurol. 2013;4:31. https://doi. org/10.3389/fneur.2013.00031.

53. Chiang S, Levin HS, Haneef Z. Computer-automated focus lateralization of temporal lobe epilepsy using fMRI. J Magn Reson Imaging. 2015;41(6):1689–94. https://doi.org/10.1002/ jmri.24696.

54. Cohen KB, Glass B, Greiner HM, et al. Methodological issues in predicting pediatric epilepsy surgery candidates through natural language processing and machine learning. Biomed Inform Insights. 2016;8:11–8. https://doi.org/10.4137/BII.S38308.

55. Clarke LP, Velthuizen RP, Clark M, et al. MRI measurement of brain tumor response: comparison of visual metric and automatic segmentation. Magn Reson Imaging. 1998;16(3):271–9. https://doi.org/10.1016/S0730-725X(97)00302-0.

56. Dolz J, Betrouni N, Quidet M, et al. Stacking denoising auto-encoders in a deep network to segment the brainstem on MRI in brain cancer patients: a clinical study. Comput Med Imaging Graph. 2016;52:8–18. https://doi.org/10.1016/ j.compmedimag.2016.03.003.

57. Dumont T, Rughani A, Tranmer B. Prediction of symptomatic cerebral vasospasm after aneurysmal subarachnoid hemorrhage with an artifcial neural network: feasibility and comparison with logistic regression models. World Neurosurg. 2011;75:57–63.; discussion 25. https://doi.org/10.1016/j.wneu.2010.07.007.

58. Anne N, Bo HM, Anna T, Kim M. Prediction of tissue outcome and assessment of treatment effect in acute ischemic stroke using deep learning. Stroke. 2018;49(6):1394–401. https://doi. org/10.1161/STROKEAHA.117.019740.

59. Kitajima M, Hirai T, Katsuragawa S, et al. Differentiation of common large sellar-suprasellar masses. Effect of artifcial neural network on radiologists' diagnosis performance. Acad Radiol. 2009;16:313–20. https://doi.org/10.1016/j.acra.2008.09.015.

60. C. DR. Machine learning in medicine. Circulation. 2015;132(20):1920–30. https://doi. org/10.1161/ CIRCULATIONAHA.115.001593.

61. Rolston JD, Zygourakis CC, Han SJ, Lau CY, Berger MS, Parsa AT. Medical errors in neurosurgery. Surg Neurol Int. 2014;5(Suppl 10):S435–40. https://doi.org/10.4103/2152-7806.142777.

62. Weede O, Mönnich H, Müller B, Wörn H. An intelligent and autonomous endoscopic guidance system for minimally invasive surgery. In: 2011 IEEE international conference on robotics and automation; 2011. p. 5762–8. https://doi.org/10.1109/ ICRA.2011.5980216.

63. Pandya S, Motkoski J, Serrano-Almeida C, Greer A, Latour I, Sutherland G. Advancing neurosurgery with image-guided robotics technical note. J Neurosurg. 2009;111:1141–9. https:// doi.org/10.3171/2009.2.JNS081334.

64. D'Albis T, Haegelen C, Essert C, Fernández-Vidal S, Lalys F, Jannin P. PyDBS: an automated image processing workfow for deep brain stimulation surgery. Int J Comput Assist Radiol Surg. 2015;10(2):117–28. https://doi.org/10.1007/s11548-014-1007-y.

65. Li Q. Computer-assisted neurosurgery: yesterday, today and tomorrow. Published online August 23, 2017.

66. Girão PS, Ramos PMP, Postolache O, Miguel Dias Pereira J. Tactile sensors for robotic applications. Measurement. 2013;46(3):1257–71. https://doi.org/10.1016/j. measurement. 2012. 11.015.

67. Tzou H, Lee H-J, Arnold S. Smart materials, precision sensors/actuators, smart structures, and structronic systems. Mech Adv Mater Struct. 2004;11:367–93. https://doi. org/10.1080/ 15376490490451552.

68. Shademan A, Decker RS, Opfermann JD, Leonard S, Krieger A, Kim PCW. Supervised autonomous robotic soft tissue surgery. Sci Transl Med. 2016;8(337):337ra64. https://doi. org/10.1126/scitranslmed.aad9398.

69. Camarillo DB, Krummel TM, Salisbury JK. Robotic technology in surgery: past, present, and future. Am J Surg. 2004;188(4A Suppl):2–15. https://doi.org/10.1016/j.amjsurg.2004.08.025.

70. Kwoh YS, Hou J, Jonckheere EA, Hayati S. A robot with improved absolute positioning accuracy for CT guided stereotactic brain surgery. IEEE Trans Biomed Eng. 1988;35(2):153–60. https://doi.org/10.1109/10.1354.

71. Grimm F, Naros G, Gutenberg A, Keric N, Giese A, Gharabaghi A. Blurring the boundaries between frame-based and frameless stereotaxy: feasibility study for brain biopsies performed with the use of a head-mounted robot. J Neurosurg JNS. 2015;123(3):737–42. https://doi. org/10.3171/2014.12.JNS141781.

72. Gonzalez-Martinez J, Vadera S, Mullin J, et al. Robot-assisted stereotactic laser ablation in medically intractable epilepsy: operative technique. Neurosurgery. 2014;10(Suppl 2):163–7. https://doi.org/10.1227/neu.0000000000000286.

73. Dorfer C, Minchev G, Czech T, et al. A novel miniature robotic device for frameless implantation of depth electrodes in refractory epilepsy. J Neurosurg JNS. 2016;126(5):1622–8. https://doi.org/10.3171/2016.5.JNS16388.

74. Li QH, Zamorano L, Pandya A, Perez R, Gong J, Diaz F. The application accuracy of the neuromate robot—a quantitative comparison with frameless and frame-based surgical localization systems. Comput Aided Surg. 2002;7(2):90–8. https://doi. org/10.3109/ 10929080209146020.

75. Ahmed SI, Javed G, Mubeen B, et al. Robotics in neurosurgery: a literature review. J Pak Med Assoc. 2018;68(2):258–63.

76. Haegelen C, Touzet G, Reyns N, Maurage C-A, Ayachi M, Blond S. Stereotactic robot-guided biopsies of brain stem lesions: experience with 15 cases. Neurochirurgie. 2010;56(5):363–7. https://doi.org/10.1016/j.neuchi.2010.05.006.

77. Amin DV, Lunsford LD. Volumetric resection using the surgiScope®: a quantitative accuracy analysis of robot-assisted resection. Stereotact Funct Neurosurg. 2004;82(5–6):250–3. https://doi.org/10.1159/000083177.

78. Vadera S, Chan A, Lo T, et al. Frameless stereotactic robot-assisted subthalamic nucleus deep brain stimulation: case report. World Neurosurg. 2015;97:762.e11–4. https://doi. org/ 10.1016/ j. wneu.2015.11.009.

79. Hu X, Ohnmeiss DD, Lieberman IH. Robotic-assisted pedicle screw placement: lessons learned from the frst 102 patients. Eur Spine J. 2013;22(3):661–6. https://doi.org/10.1007/ s00586-012-2499-1.

80. Nathoo N, Cavuşoğlu M, Vogelbaum M, Barnett G. In touch with robotics: neurosurgery for the future. Neurosurgery. 2005;56:421–33.; discussion 421. https://doi.org/10.1227/01. NEU. 0000153929.68024.CF.

81. Leonard S, Wu KL, Kim Y, Krieger A, Kim PCW. Smart tissue anastomosis robot (STAR): a vision-guided robotics system for laparoscopic suturing. IEEE Trans Biomed Eng. 2014;61(4): 1305–17. https://doi.org/10.1109/TBME.2014.2302385.

82. Kassahun Y, Yu B, Tibebu A, et al. Surgical robotics beyond enhanced dexterity instrumentation: a survey of machine learning techniques and their role in intelligent and autonomous surgical actions. Int J Comput Assist Radiol Surg. 2015;11:553–68. https://doi.org/10.1007/ s11548-015-1305-z.

83. Huang H-M. The autonomy levels for unmanned systems (ALFUS) framework interim results. Published online January 1, 2006.

84. Yip M, Das N. Robot autonomy for surgery. Published Online July 10, 2017.

85. Lin HC, Shafran I, Murphy TE, Okamura AM, Yuh DD, Hager GD. Automatic detection and segmentation of robot-assisted surgical motions. In: Duncan JS, Gerig G, editors. BT - medical image computing and computer-assisted intervention – MICCAI 2005. Berlin Heidelberg: Springer; 2005. p. 802–10.

86. Murali A, Garg A, Krishnan S, et al. TSC-DL: unsupervised trajectory segmentation of multi-modal surgical demonstrations with Deep Learning. In: 2016 IEEE international conference on robotics and automation (ICRA); 2016. p. 4150–7. https://doi. org/10.1109/ ICRA.2016.7487607.

87. Gao Y, Vedula S, Reiley CE, et al. JHU-ISI gesture and skill assessment working set (JIGSAWS): a surgical activity dataset for human motion modeling. 2014.

88. Cavusoglu MC, Tendick F, Cohn M, Sastry SS. A laparoscopic telesurgical workstation. IEEE Trans Robot Autom.

1999;15(4):728–39. https://doi.org/10.1109/70.782027.

89. Mayer H, Gomez F, Wierstra D, Nagy I, Knoll A, Schmidhuber J. A system for robotic heart surgery that learns to tie knots using recurrent neural networks. In: 2006 IEEE/RSJ international conference on intelligent robots and systems; 2006. p. 543–8. https://doi.org/10.1109/ IROS.2006.282190.

90. Murali A, Sen S, Kehoe B, et al. Learning by observation for surgical subtasks: multilateral cutting of 3D viscoelastic and 2D orthotropic tissue phantoms. In: 2015 IEEE international conference on robotics and automation (ICRA); 2015. p. 1202–9. https://doi.org/10.1109/ ICRA.2015.7139344.

91. Adler JR Jr, Chang SD, Murphy MJ, Doty J, Geis P, Hancock SL. The Cyberknife: a frameless robotic system for radiosurgery. Stereotact Funct Neurosurg. 1997;69(1–4):124–8. https://doi.org/10.1159/000099863.

92. Gubbi J, Buyya R, Marusic S, Palaniswami M. Internet of Things (IoT): a vision, architectural elements, and future directions. Futur Gener Comput Syst. 2013;29(7):1645–60. https:// doi.org/10.1016/j.future.2013.01.010.

93. Möller DPF. Introduction to the Internet of Things. In: Möller DPF, editor. BT - guide to computing fundamentals in cyber-physical systems: concepts, design methods, and applications. Springer; 2016. p. 141–84. https://doi.org/10.1007/978-3-319-25178-3_4.

94. Gupta PK, Maharaj BT, Malekian R. A novel and secure IoT based cloud centric architecture to perform predictive analysis of users activities in sustainable health centres. Multimed Tools Appl. 2017;76(18):18489–512. https://doi.org/10.1007/s11042-016-4050-6.

95.Kamalanathan N, Eardley A, Chibelushi C, Collins T. Improving the patient discharge planning process through knowledge management by using the Internet of Things. Adv Internet Things. 2013;03:16–26. https://doi.org/10.4236/ait.2013.32A003.

96. Riggins FJ, Wamba SF. Research directions on the adoption, usage, and impact of the Internet of Things through the use of big data analytics. In: 2015 48th Hawaii international conference on system sciences; 2015. p. 1531–40. https://doi.org/10.1109/ HICSS.2015.186.

97. Alsmirat MA, Jararweh Y, Obaidat I, Gupta BB. Internet of surveillance: a cloud supported large-scale wireless surveillance system. J Supercomput. 2017;73(3):973–92. https://doi. org/ 10.1007/s11227-016-1857-x.

98. Joyia G, Liaqat R, Farooq A, Rehman S. Internet of medical things (IOMT): applications, benefts and future challenges in healthcare domain. J Commun. 2017;12:240–7. https://doi. org/10.12720/jcm.12.4.240-247.

99. Qi J, Yang P, Min G, Amft O, Dong F, Xu L. Advanced Internet of Things for personalised healthcare systems: a survey. Pervasive Mob Comput. 2017;41:132–49. https://doi. org/ 10.1016/ j.pmcj.2017.06.018.

100. van Schooten KS, Pijnappels M, Rispens SM, Elders PJM, Lips P, van Dieën JH. Ambulatory fall-risk assessment: amount and quality of daily-life gait predict falls in older adults. J Gerontol Ser A. 2015;70(5):608–15. https://doi.org/10.1093/gerona/ glu225.

101. Schwenk M, Hauer K, Zieschang T, Englert S, Mohler J, Najaf B. Sensor-derived physical activity parameters can predict future falls in people with dementia. Gerontology. 2014;60(6):483–92. https://doi.org/10.1159/000363136.

102. Abtahi M, Gyllinsky JV, Paesang B, et al. MagicSox: an E-textile IoT system to quantify gait abnormalities. Smart Heal. 2018;5-6:4–14. https://doi.org/10.1016/j.smhl.2017.10.002.

103. Alvarez F, Popa M, Solachidis V, et al. Behavior analysis through multimodal sensing for care of Parkinson's and Alzheimer's patients. IEEE Multimed. 2018;25(1):14–25. https://doi. org/10.1109/MMUL.2018.011921232.

104. Memedi M, Tshering G, Fogelberg M, Jusuf I, Kolkowska E, Klein G. An interface for IoT: feeding back health-related data to Parkinson's disease patients. J Sens Actuator Netw. 2018;7(1):14. https://doi.org/10.3390/jsan7010014.

105. Kim D, Hwang S, Kim M, Song JH, Lee S-W, Kim IK. Development of Parkinson patient generated data collection platform using FHIR and IoT devices. Stud Health Technol Inform. 2017;245:141–5.

106. Giuberti M, Ferrari G, Contin L, et al. Assigning UPDRS scores in the leg agility task of parkinsonians: can it be done through BSN-based kinematic variables? IEEE Internet Things J. 2015;2(1):41–51. https://doi.org/10.1109/JIOT.2015.2390075.

107. Shah SA, Ren A, Fan D, et al. Internet of Things for sensing: a case study in the healthcare system. Appl Sci. 2018;8(4):508. https://doi.org/10.3390/app8040508.

108. Lin C, Prasad M, Chung C, et al. IoT-based wireless polysomnography intelligent system for sleep monitoring. IEEE Access. 2018;6:405–14. https://doi.org/10.1109/ ACCESS.2017.2765702.

109. Yacchirema D, Sarabia-Jácome D, Palau CE, Esteve M. System for monitoring and supporting the treatment of sleep apnea using IoT and big data. Pervasive Mob Comput. 2018;50:25–40. https://doi.org/10.1016/j.pmcj.2018.07.007.

110. Choi JH, Kang UG, Lee BM. Sleep information gathering protocol using CoAP for sleep care. Entropy. 2017;19(9):450. https:// doi.org/10.3390/e19090450.

111. Liu J, Chen Y, Wang Y, Chen X, Cheng J, Yang J. Monitoring vital signs and postures during sleep using WiFi signals. IEEE

Internet Things J. 2018;5(3):2071–84. https://doi. org/ 10.1109/ JIOT.2018.2822818.

112. Surrel G, Aminifar A, Rincón F, Murali S, Atienza D. Online obstructive sleep apnea detection on medical wearable sensors. IEEE Trans Biomed Circuits Syst. 2018;12(4):762–73. https://doi.org/10.1109/TBCAS.2018.2824659.

113. Swangarom S, Tajima T, Abe T, Kimura H. A proposal for a sleep disorder detection system. Sensors Mater. 2018;30:1457. https://doi.org/10.18494/SAM.2018.1882.

114. Vergara PM, de la Cal E, Villar JR, González VM, Sedano J. An IoT platform for epilepsy monitoring and supervising. J Sensors. 2017;2017:6043069. https://doi. org/10.1155/2017/ 6043069.

115. Alhussein M, Muhammad G, Hossain MS, Amin SU. Cognitive IoT-cloud integration for smart healthcare: case study for epileptic seizure detection and monitoring. Mob Netw Appl. 2018;23(6):1624–35. https://doi.org/10.1007/s11036-018-1113-0.

116. Lin S-K, Istiqomah, Wang L-C, Lin C-Y, Chiueh H. An ultra-low power smart headband for real-time epileptic seizure detection. IEEE J Transl Eng Heal Med. 2018;6:1–10. https://doi. org/10.1109/JTEHM.2018.2861882.

117. Hosseini M, Pompili D, Elisevich K, Soltanian-Zadeh H. Optimized deep learning for EEG big data and seizure prediction BCI via Internet of Things. IEEE Trans Big Data. 2017;3(4):392–404. https://doi.org/10.1109/TBDATA.2017.2769670.

118. Martinez de Lizarduy U, Calvo Salomón P, Gómez Vila P, Ecay Torres M, López de Ipiña K. ALZUMERIC: a decision support system for diagnosis and monitoring of cognitive impairment. Loquens. 2017;4(1):e037. https://doi.org/10.3989/ loquens.2017.037.

119. Varatharajan R, Manogaran G, Priyan MK, Sundarasekar R. Wearable sensor devices for early detection of Alzheimer disease using dynamic time warping algorithm. Cluster Comput. 2018;21(1):681–90. https://doi.org/10.1007/s10586-017-0977-2.

120. Yang G, Deng J, Pang G, et al. An IoT-enabled stroke rehabilitation system based on smart wearable armband and machine learning. IEEE J Transl Eng Heal Med. 2018;6:1–10. https:// doi.org/10.1109/JTEHM.2018.2822681.

121. Rostill H, Nilforooshan R, Morgan A, Barnaghi P, Ream E, Chrysanthaki T. Technology integrated health management for dementia. Br J Community Nurs. 2018;23(10):502–8. https:// doi.org/10.12968/bjcn.2018.23.10.502.

122. Atee M, Hoti K, Hughes JD. A technical note on the PainChek™ system: a web portal and mobile medical device for assessing pain in people with dementia. Front Aging Neurosci. 2018;10:117. https://www.frontiersin.org/article/10.3389/ fnagi.2018.00117.

123. Hoshino Y, Mitani K. A proposal of a usability scale system for rehabilitation games based on the cognitive therapeutic exercise. Int J Innov Comput Inf Control. 2018;14:1189–205. https://doi.org/10.24507/ijicic.14.04.1189.

124. Johansen B, Petersen MK, Korzepa MJ, Larsen J, Pontoppidan NH, Larsen JE. Personalizing the fitting of hearing aids by learning contextual preferences from Internet of Things data. Computers. 2018;7(1):1. https://doi.org/10.3390/ computers7010001.

125. Mahajan R, Morshed BI, Bidelman GM. Design and validation of a wearable "DRL-less" EEG using a novel fully-reconfigurable architecture. In: 2016 38th annual international conference of the IEEE engineering in medicine and biology society (EMBC); 2016. p. 4999–5002. https://doi.org/10.1109/EMBC.2016.7591850.

126. Billeci L, Tonacci A, Tartarisco G, et al. An integrated approach for the monitoring of brain and autonomic response of children with autism spectrum disorders during treatment by wearable technologies. Front Neurosci. 2016;10:276. https://www. frontiersin.org/article/ 10.3389/ fnins. 2016.00276.

127. Pinho F, Cerqueira J, Correia J, Sousa N, Dias N. myBrain: a novel EEG embedded system for epilepsy monitoring. J Med Eng Technol. 2017;41(7):564–85. https://doi.org/10.108 0/ 03091902.2017.1382585.

128. Kassab A, Le Lan J, Tremblay J, et al. Multichannel wearable fNIRS-EEG system for longterm clinical monitoring: multichannel Wearable fNIRS-EEG System. Hum Brain Mapp. 2018;39:7–23. https://doi.org/10.1002/hbm.23849.

129. Kim DH, Nam KH, Choi BK, Han IH, Jeon TJ, Park SY. The usefulness of a wearable device in daily physical activity monitoring for the hospitalized patients undergoing lumbar surgery. J Korean Neurosurg Soc. 2019;62(5):561–6. https://doi. org/10.3340/jkns.2018.0131.

130. Mohapatra S. Sterilization and disinfection. In: Essentials of neuroanesthesia. Elsevier; 2017. p. 929–44.

131. Hung L-P, Peng C-J, Chen C-L. Using Internet of Things technology to improve patient safety in surgical instrument sterilization control. In: Chen J-L, Pang A-C, Deng D-J, Lin C-C, editors. BT - wireless internet. Springer; 2019. p. 183–92.

132. Ushimaru Y, Takahashi T, Souma Y, et al. Innovation in surgery/operating room driven by Internet of Things on medical devices. Surg Endosc. 2019;33:1–9. https://doi.org/10.1007/ s00464-018-06651-4.

133. Rosellini W, D'Haese P-F. Data is driving the future of neurotechnology with cranialcloud. ONdrugDelivery. 2017;2017:44–7.

134. Patel AR, Patel RS, Singh NM, Kazi FS. Vitality of robotics in healthcare industry: an Internet of Things (IoT) perspective. In: Bhatt C, Dey N, Ashour AS, editors. BT - Internet of Things and big data technologies for next generation healthcare. Springer; 2017. p. 91–109. https://doi.org/10.1007/978-3-319-49736-5_5.

135. Yamashita K, Iwakami Y, Imaizumi K, et al. Identifcation of information surgical instrument by ceramic RFID tag. 2008 World Autom Congr WAC 2008. Published online January 1, 2008.

136. Kaori K, Kazuhiko Y, Akiko O, et al. Management of surgical instruments with radio frequency identifcation tags: a 27-month in hospital trial. Int J Health Care Qual Assur. 2016;29(2):236–47. https://doi.org/10.1108/IJHCQA-03-2015-0034.

137. Miyawaki F, Masamune K, Suzuki S, Yoshimitsu K, Vain J. Scrub nurse robot system-intraoperative motion analysis of a scrub nurse and timed-automata-based model for surgery. IEEE Trans Ind Electron. 2005;52(5):1227–35. https://doi.org/10.1109/TIE.2005.855692.

138. Iseki H, Muragaki Y, Nakamura R, et al. Intelligent operating theater using intraoperative open-MRI. Magn Reson Med Sci. 2005;4:129–36. https://doi.org/10.2463/mrms.4.129.

139. Iseki H, Nakamura R, Muragaki Y, et al. Advanced computer-aided intraoperative technologies for information-guided surgical management of gliomas: Tokyo women's medical university experience. Minim Invasive Neurosurg. 2008;51:285–91. https://doi.org/10.1055/s-0028-1082333.

140. Muragaki Y, Iseki H, Maruyama T, et al. Usefulness of intraoperative magnetic resonance imaging for glioma surgery. In: Nimsky C, Fahlbusch R, editors. BT - medical technologies in neurosurgery. Vienna: Springer; 2006. p. 67–75. https://doi.org/10.1007/978-3-211-33303-7_10.

141. Saito T, Muragaki Y, Maruyama T, et al. Diffculty in identifcation of the frontal language area in patients with dominant frontal gliomas that involve the pars triangularis. J Neurosurg. 2016;125:1–9. https://doi.org/10.3171/2015.8.JNS151204.

142. Shioyama T, Muragaki Y, Maruyama T, Komori T, Iseki H. Intraoperative fow cytometry analysis of glioma tissue for rapid determination of tumor presence and its histopathological grade: clinical article. J Neurosurg. 2013;118(6):1232–8.

143. Tamura M, Muragaki Y, Saito T, et al. Strategy of surgical resection for glioma based on intraoperative functional mapping and monitoring. Neurol Med Chir (Tokyo). 2015;55(5):383–98. https://doi.org/10.2176/nmc.ra.2014-0415.

144. Mizukawa M, Matsuka H, Koyama T, Matsumoto A. ORiN: open robot interface for the network, a proposed standard. Ind Robot An Int J. 2000;27:344–50. https://doi.org/10.1108/01439910010372992.

145. Mizukawa M, Matsuka H, Koyama T, et al. ORiN: open robot interface for the network-the standard and unifed network interface for industrial robot applications. In: Proceedings of the 41st SICE annual conference, vol. 2. SICE; 2002. https://doi.org/10.1109/SICE.2002.1195288.

146. Mizukawa M, Sakakibara S, Otera N. Implementation and applications of open data network interface "ORiN". In: SICE 2004 annual conference, vol. 2; 2004. p. 1340–3.

147. Muragaki Y, Okamoto J, Saito T, et al. STMO-06 smart cyber operating theater realized by Internet of Things - results of clinical study for 56 cases. Neuro-Oncol Adv. 2019;1:ii19. https://doi.org/10.1093/noajnl/vdz039.086

第八章

1. Hongo K, Kobayashi S, Kakizawa Y, Koyama J, Goto T, Okudera H, Kan K, Fujie MG, Iseki H, Takakura K. NeuRobot: telecontrolled micromanipulator system for minimally invasive microneurosurgery-preliminary results. Neurosurgery. 2002;51(4):985–8. discussion 988.

2. Marcus HJ, Hughes-Hallett A, Cundy TP, Yang GZ, Darzi A, Nandi D. da Vinci robotassisted keyhole neurosurgery: a cadaver study on feasibility and safety. Neurosurg Rev. 2015;38:367–71.

3. Sutherland GR, Wolfsberger S, Lama S, Zarei-nia K. The evolution of neuroArm. Neurosurgery. 2013 Jan;72(Suppl 1):27–32.

4. Deuschl G, Bain P, Brin M. Ad hoc scientifc committee: consensus statement of the movement disorder society on tremor. Mov Disord. 1998;13(Suppl 3):2–23.

5. Elble RJ, Randall JE. Motor-unit activity responsible for 8- to 12-Hz component of human physiological fnger tremor. J Neurophysiol. 1976;39:370–83.

6. Yako T, Goto T, Hongo K. Usefulness and limitation of a freely movable armrest in microneurosurgery. Int J Neurol Neurosurg. 2009;1:185–90.

7. Hara Y, Goto T, Okamoto J, Okuda H, Iseki H, Hongo K. An armrest is effective for reducing hand tremble in neurosurgeons. Neurol Med Chir (Tokyo). 2015;55(4):311–6.

8. Klein F. Möller UNIVERSAL operation unit. Neurosurg Rev. 1984;7:99–102.

9. Gilsbach JM, Lutze T, Seeger W. Combined retractor and hand-rest system for microneurosurgery. Neurosurg Rev. 1984;7:85–7.

10. Kobayashi S, Sugita K, Matsuo K. An improved neurosurgical systems: new operating table, chair, microscope and other instrumentation. Neurosurg Rev. 1984;7:75–80.

11. Ohta T, Kuroiwa T. Freely movable armrest for microneurosurgery: technical note. Neurosurgery. 2001;46:1259–61.

12. Goto T, Hongo K, Yako T, Hara Y, Okamoto J, Toyoda K, Fujie MG, Iseki H. The concept and feasibility of EXPERT: intelligent

armrest using robotics technology. Neurosurgery. 2013;72(Suppl 1):A39–42.

13. Ogiwara T, Goto T, Nagm A, Hongo K. Endoscopic endonasal transsphenoidal surgery using the iArmS operation support robot: initial experience in 43 patients. Neurosurg Focus. 2017;42:E10.

14. Okuda H, Okamoto J, Takumi Y, Kakehata S, Muragaki Y. The iArmS robotic armrest prolongs endoscope lens-wiping intervals in endoscopic sinus surgery. Surg Innov. 2020;27:515–22.

15. Goto T, Hongo K, Ogiwara T, Nagm A, Okamoto J, Muragaki Y, Lawton M, McDermott M, Berger M. Intelligent surgeon's arm supporting system iArmS in microscopic neurosurgery utilizing robotic technology. World Neurosurg. 2018; pii: S1878-8750(18)31717-0.

16. Morita A, Okada Y, Kitano M, Hori T, Taneda M, Kirino T. Development of hybrid integrated endoscope-holder system for endoscopic microneurosurgery. Neurosurgery. 2004;55:926–32.

17. Eskandari R, Amini A, Yonemura K, Couldwell W. The use of the Olympus EndoArm for spinal and skull-based transsphenoidal neurosurgery. Minim Invasive Neurosurg. 2008;51:370–2.

18. Mamelak AN, Carmichael J, Bonert VH, Cooper O, Melmed S. Single-surgeon fully endoscopic endonasal transsphenoidal surgery: outcomes in three-hundred consecutive cases. Pituitary. 2013;16:393–401.

19. Cassera MA, Goers TA, Spaun GO, Swanstrom LL. Effcacy of using a novel endoscopic lens cleaning device: a prospective randomized controlled trial. Surg Innov. 2011;18:150–5.

20. Schoofs J, Gossot D. A neglected but frustrating ergonomic issue: the thoracoscopic trocar. Minim Invasive Ther Allied Technol. 2004;13:133–7.

21. Vijendren A, Yung M, Sanchez J. The ill surgeon: a review of common work-related health problems amongst UK surgeons. Langenbeck's Arch Surg. 2014;399(8):967–79.

22. Steinhilber B, Hoffmann S, Karlovic K, et al. Development of an arm support system to improve ergonomics in laparoscopic surgery: study design and provisional results. Surg Endosc. 2015;29(9):2851–8.

23. Nguyen NT, Ho HS, Smith WD, et al. An ergonomic evaluation of surgeons' axial skeletal and upper extremity movements during laparoscopic and open surgery. Am J Surg. 2001;182(6):720–4.

24. Alleblas CCJ, Velthuis S, Nieboer TE, Sietses C, Stegeman DF. The physical workload of surgeons: a comparison of SILS and conventional laparoscopy. Surg Innov. 2015;22(4):376–81.

25. Miller K, Benden M, Pickens A, Shipp E, Zheng Q. Ergonomics principles associated with laparoscopic surgeon injury/illness. Hum Factors. 2012;54(6):1087–92.

26. Emam TA, Hanna G, Cuschieri A. Ergonomic principles of task alignment, visual display, and direction of execution of laparoscopic bowel suturing. Surg Endosc. 2002;16(2):267–71.

27. van Det MJ, Meijerink WJHJ, Hoff C, Totté ER, Pierie JPEN. Optimal ergonomics for laparoscopic surgery in minimally invasive surgery suites: a review and guidelines. Surg Endosc. 2009;23(6):1279–85.

28. Iqbal MH, Aydin A, Brunckhorst O, Dasgupta P, Ahmed K. A review of wearable technology in medicine. J R Soc Med. 2016;109(10):372–80.

29. Zoss AB, Kazerooni H, Chu A. Biomechanical design of the Berkeley lower extremity exoskeleton (BLEEX). IEEE/ASME Trans Mechatr. 2006;11:128–38.

30. Kawamoto H, Sankai Y. Power assist system HAL-3 for gait disorder person. In: Miesenberger K, Klaus J, Zagler W, editors. Computers helping people with special needs. ICCHP 2002. Lecture notes in computer science, vol. 2398. Berlin, Heidelberg: Springer; 2002. p. 196–203.

31. Cruciger O, Schildhauer TA, Meindl RC, et al. Impact of locomotion training with a neurologic controlled hybrid assistive limb (HAL) exoskeleton on neuropathic pain and health related quality of life (HRQoL) in chronic SCI: a case study. DisabilRehabil Assist Technol. 2014;11(6):1–6.

32. Spadaa S, Ghibaudoa L, Gilottaa S. Laura Gastaldib and Maria pia Cavatorta investigation into the applicability of a passive upper-limb exoskeleton in automotive industry. Proced Manufactur. 2017;11:1255–62.

33. Theurel J, Desbrosses K, Roux T, Savescu A. Physiological consequences of using an upper limb exoskeleton during manual handling tasks. Appl Ergon. 2018;67:211–7.

34. Kawahira H, Nakamura R, Shimomura Y, Oshiro T, Okazumi S, Lefor AK. A wearable lower extremity support for laparoscopic surgeons: a pilot study. Asian J Endosc Surg. 2021;14:144–8.

35. Janaro RE, Bechtold SE. A study of the reduction of fatigue impact on productivity through optimal rest break scheduling. Hum Factors. 1985;27:459–66.

36. Battaia O, Dolgui A. A taxonomy of line balancing problems and their solution ap proaches. Int J Product Econ. 2013;142:259–77.

37. Van den Bergh J, Belien J, De Bruecker P, Demeulemeester E, De Boeck L. Personnel scheduling: a literature review. Eur J Oper Res. 2013;226:367–85.

38. Koda N, Oshima Y, Koda K, Shimada H. Surgeon fatigue does not affect surgical outcomes: a systematic review and meta-analysis. Surg Today. 2020;13 https://doi.org/10.1007/ s00595-020-02138-9.

39. Butler KA, Kapetanakis VE, Smith BE, Sanjak M, Verheijde JL, Chang YH, Magtibay PM, Magrina JF. Surgeon fatigue and postural stability: is robotic better than laparoscopic surgery? J Laparoendosc Adv Surg Tech A. 2013;23(4):343–6.

40. Choi G. A goal programming mixed-model line balancing for processing time and physical workload. ComputIndust Eng. 2009;57:395–400.

41. Otto A, Scholl A. Incorporating ergonomic risks into assembly line balancing. Eur J Oper Res. 2011;212:277–85.

42. Colombini D, Occhipinti E, Grieco A. Risk assessment and management of repetitive movements and exertions of upper limbs. Oxford: Elsevier; 2002. ISBN: 9780080440804.

第九章

1. Stumpo V, Staartjes VE, Klukowska AM, et al. Global adoption of robotic technology into neurosurgical practice and research. Neurosurg Rev. 2020; https://doi.org/10.1007/ s10143-020-01445-6.

2. Smith JA, Jivraj J, Wong R, Yang V. 30 years of neurosurgical robots: review and trends for manipulators and associated navigational systems. Ann Biomed Eng. 2016; 44 (4): 836–46.

3. Sutherland GR, Wolfsberger S, Lama S, Zarei-nia K. The evolution of neuroArm. Neurosurgery. 2013;72(Suppl 1):27–32.

4. Marinho MM, Harada K, Morita A, Mitsuishi M. SmartArm: integration and validation of a versatile surgical robotic system for constrained workspaces. Int J Med Robot. 2020;16(2):e2053.

5. Abhari K, Baxter JSH, Chen ECS, et al. Training for planning tumour resection: augmented reality and human factors. IEEE Trans Biomed Eng. 2015;62(6):1466–77.

6. Alaraj A, Lemole MG, Finkle JH, et al. Virtual reality training in neurosurgery: review of current status and future applications. Surg Neurol Int. 2011;2(1):52.

7. Eagleson R, de Ribaupierre S, King S, Stroulia E. Medical education through virtual worlds: the HLTHSIM project. Stud Health Technol Inform. 2011;163:180–4.

8. Ribaupierre S, Eagleson R. Editorial: challenges for the usability of AR and VR for clinical neurosurgical procedures. Healthc Technol Lett. 2017;4(5):151.

9. Eagleson R, de Ribaupierre S. Visual perception and human–computer interaction in surgical augmented and virtual reality environments. In: Mixed and augmented reality in medicine. CRC Press; 2018. p. 83–98.

10. Ghandorh H, Mackenzie J, Eagleson R, de Ribaupierre S. Development of augmented reality training simulator systems for neurosurgery using model-driven software engineering. In: 2017 IEEE 30th Canadian conference on electrical and computer engineering (CCECE). IEEE; 2017.

11. Wright T, Ribaupierre S, Eagleson R. Design and evaluation of an augmented reality simulator using leap motion. Healthc Technol Lett. 2017;4(5):210–5.

12. Burström G, Nachabe R, Persson O, Edström E, ElmiTerander A. Augmented and virtual reality instrument tracking for minimally invasive spine surgery: a feasibility and accuracy study: a feasibility and accuracy study. Spine (Phila Pa 1976). 2019;44(15):1097–104.

13. Walliczek-Dworschak U, Mandapathil M, Förtsch A, et al. Structured training on the da Vinci Skills Simulator leads to improvement in technical performance of robotic novices. Clin Otolaryngol. 2017;42(1):71–80.

14. Julian D, Tanaka A, Mattingly P, Truong M, Perez M, Smith R. A comparative analysis and guide to virtual reality robotic surgical simulators. Int J Med Robot. 2018;14(1):e1874.

15. Lerner MA, Ayalew M, Peine WJ, Sundaram CP. Does training on a virtual reality robotic simulator improve performance on the da Vinci surgical system? J Endourol. 2010;24(3):467–72.

16. Hafez A, Haeren RHL, Dillmann J, Laakso A, Niemelä M, Lehecka M. Comparison of operating microscope and exoscope in a highly challenging experimental setting. World Neurosurg. 2020; https://doi.org/10.1016/j.wneu.2020.12.093.

17. Bric JD, Lumbard DC, Frelich MJ, Gould JC. Current state of virtual reality simulation in robotic surgery training: a review. Surg Endosc. 2016;30(6):2169–78.

18. Ribaupierre S, Kapralos B, Haji FA, Stroulia E, Dubrowski A, Eagleson R. Healthcare training enhancement through virtual reality and serious game. In: Ma M, Jain LC, Anderson P, editors. Virtual, augmented reality and serious games for healthcare. Springer; 2014. p. 6–27.

19. Dell'Oglio P, Turri F, Larcher A, et al. Defnition of a structured training curriculum for robotassisted radical cystectomy with

intracorporeal ileal conduit in male patients: a Delphi consensus study led by the ERUS educational board. Eur Urol Focus. 2021; https://doi.org/10.1016/j. euf.2020.12.015.

20. Haji FA, Dubrowski A, Drake J, de Ribaupierre S. Needs assessment for simulation training in neuroendoscopy: a Canadian national survey: clinical article. J Neurosurg. 2013;118(2):250–7.

21. Zaika O, Boulton M, Eagleson R, Ribaupierre S. Understanding aneurysm coiling in practice: a delphi inquiry into expert perception. J Federat Am Scoiet Exper Biol. 2019;33(S1) .

22. Gavazzi A, Bahsoun AN, Van Haute W, et al. Face, content and construct validity of a virtual reality simulator for robotic surgery (SEP Robot). Ann R Coll Surg Engl. 2011;93(2):152–6.

23. Lyons C, Goldfarb D, Jones SL, et al. Which skills really matter? Proving face, content, and construct validity for a commercial robotic simulator. Surg Endosc. 2013; 27 (6): 2020–30.

24. Perrenot C, Perez M, Tran N, et al. The virtual reality simulator dV-Trainer(®) is a valid assessment tool for robotic surgical skills. Surg Endosc. 2012;26(9):2587–93.

25. Ramos P, Montez J, Tripp A, Ng CK, Gill IS, Hung AJ. Face, content, construct and concurrent validity of dry laboratory exercises for robotic training using a global assessment tool: dry lab exercises for robotic training using global assessment tool. BJU Int. 2014;113(5):836–42.

26. Connolly M, Seligman J, Kastenmeier A, Goldblatt M, Gould JC. Validation of a virtual reality-based robotic surgical skills curriculum. Surg Endosc. 2014;28(5):1691–4.

27. Hung AJ, Zehnder P, Patil MB, et al. Face, content and construct validity of a novel robotic surgery simulator. J Urol. 2011;186(3).1019 24.

28. Raza SJ, Froghi S, Chowriappa A, et al. Construct validation of the key components of Fundamental Skills of Robotic Surgery (FSRS) curriculum--a multi-institution prospective study. J Surg Educ. 2014;71(3):316–24.

29. Hung AJ, Shah SH, Dalag L, Shin D, Gill IS. Development and validation of a novel robotic procedure specifc simulation platform: partial nephrectomy. J Urol. 2015; 194 (2):520–6.

30. Hertz AM, George EI, Vaccaro CM, Brand TC. Head-to-head comparison of three virtualreality robotic surgery simulators. JSLS. 2018;22(1):e2017.00081.

31. Lee JY, Mucksavage P, Kerbl DC, Huynh VB, Etafy M, McDougall EM. Validation study of a virtual reality robotic simulator--role as an assessment tool? J Urol. 2012;187(3):998–1002.

32. Foell K, Furse A, Honey RJD, Pace KT, Lee JY. Multidisciplinary validation study of the da Vinci Skills Simulator: educational tool and assessment device. J Robot Surg. 2013;7(4):365–9.

33. Leijte E, de Blaauw I, Rosman C, Botden SMBI. Assessment of validity evidence for the RobotiX robot assisted surgery simulator on advanced suturing tasks. BMC Surg. 2020;20(1):183.

34. Dubin AK, Smith R, Julian D, Tanaka A, Mattingly P. A comparison of robotic simulation performance on basic virtual reality skills: simulator subjective versus objective assessment tools. J Minim Invasive Gynecol. 2017;24(7):1184–9.

35. Dubin AK, Julian D, Tanaka A, Mattingly P, Smith R. A model for predicting the GEARS score from virtual reality surgical simulator metrics. Surg Endosc. 2018;32(8):3576–81.

36. Almarzouq A, Hu J, Noureldin YA, et al. Are basic robotic surgical skills transferable from the simulator to the operating room? A randomized, prospective, educational study. Can Urol Assoc J. 2020;14(12):416–22.

37. Hung AJ, Patil MB, Zehnder P, et al. Concurrent and predictive validation of a novel robotic surgery simulator: a prospective, randomized study. J Urol. 2012;187(2):630–7.

38. Shim JS, Noh TI, Kim JY, et al. Predictive validation of a robotic virtual reality simulator: the Tube 3 module for practicing vesicourethral anastomosis in robot-assisted radical prostatectomy. Urology. 2018;122:32–6.

39. Hafford ML, Van Sickle KR, Willis RE. Ensuring competency: are fundamentals of laparoscopic surgery training and certifcation necessary for practicing surgeons and operating room personnel? Surg Endosc. 2013;27(1):118–26.

第十章

1. Carlsson LMS, Sjöholm K, Jacobson P, Andersson-Assarsson JC, Svensson P-A, Taube M, et al. Life expectancy after bariatric surgery in the Swedish obese subjects study. N Engl J Med. 2020;383(16):1535–43.

2. Cutler DM, Chernow M, Ghosh K, Landrum MB. Understanding the improvement in disability free life expectancy in the U.S. elderly population. In: Insights in the economics of aging. Chicago: University of Chicago Press and The National Bureau of Economic Research; 2017.

3. Mason MT. Creation myths: the beginnings of robotics research. IEEE Robot Automat Mag.2012;19(2):72–7.

4. Murphy RR. Introduction to AI robotics. The MIT Press; 2019.

5. Ustundag A, Cevikcan E. Industry 4.0: managing the digital transformation; 2017.

6. Dal Mas F, Piccolo D, Cobianchi L, Edvinsson L, Presch G, Massaro M, et al. The effects of artificial intelligence, robotics, and industry 4.0 technologies. Insights from the healthcare sector. In Proceedings of the first European conference on the impact of artificial intelligence and robotics, Oxford; 2019.

7. Faust RA. Robotics in surgery: history, current and future applications. Nova Publishers; 2007.

8. Mittal S, Srinivasan A. Robotics in pediatric urology: evolution and the future. Urol Clin North Am. 2021;48(1):113–25.

9. Mart J-PS, Goh EL, Shah Z. Robotics in total hip arthroplasty: a review of the evolution, application and evidence base. EFORT Open Rev. 2020;5(12):866–73.

10. Qi F, Chen B, She S, S G. Shape sensing and feedback control of the catheter robot for interventional surgery. Indust Robot: Int J Robot Res Appl. 2020.

11. Hu JC, Shoag J. Robotic urology: the next frontier, an issue of urologic clinics. Elsevier; 2020.

12. Asil S, Murat E, Barış VÖ, Görmel S, Çelik M, Y üksel UÇ, et al. Caseous calcification of the mitral annulus; scary image during robotic surgery. J Card Surg. 2020;35(5):1145–7.

13. Kingma BF, Hadzijusufovic E, Van der Sluis PC, Bano E, Lang H, Ruurda JP, et al. A structured training pathway to implement robot-assisted minimally invasive esophagectomy: the learning curve results from a high-volume center. Dis Esophagus. 2020;33(Suppl_2):doaa047.

14. Britz GW, Tomas J, Lumsden A. Feasibility of robotic-assisted neurovascular interventions: initial experience in flow model and porcine model. Neurosurgery. 2020;86(2):309–14.

15. Kumar A, Goyal V, Asaf BB, Trikha A, Sood J, Vijay CL. Robotic thymectomy for myasthenia gravis with or without thymoma-surgical and neurological outcomes. Neurol India.2017;65(1):58–63.

16. Rennert RC, Khan U, Bartek J, Tatter SB, Field M, Toyota B, et al. Laser ablation of abnormal neurological tissue using robotic neuroblate system (LAANTERN): procedural safety and hospitalization. Neurosurgery. 2020;86(4):538–47.

17. Leal Ghezzi T, Corleta OC. 30 years of robotic surgery. World J Surg. 2016;40(10):2550–7.

18. Shah J, Vyas A, Vyas D. The history of robotics in surgical specialties. Am J Robot Surg. 2014;1(1):12–20.

19. Kwoh YS, Hou J, Jonckheere EA, Hayati S. A robot with improved absolute positioning accuracy for CT guided stereotactic brain surgery. IEEE Trans Biomed Eng. 1988;35(2):153–60.

20. Kazanzides P, Fichtinger G, Hager GD, Okamura AM, Whitcomb LL, Taylor RH. Surgical and interventional robotics - core concepts, technology, and design [tutorial]. IEEE Robot Automat Mag. 2008;15(2):122–30.

21. Lanfranco AR, Castellanos A, Desai JP, Meyers W. Robotic surgery - a current perspective. Ann Surg. 2004;239:14–21.

22. FDA. Computer-assisted surgical systems. Available from: https://www.fda.gov/ medical- devices/surgery-devices/computer-assisted-surgical-systems

23. Ramirez PT, Frumovitz M, Pareja R, Lopez A, Vieira M, Ribeiro R, et al. Minimally invasive versus abdominal radical hysterectomy for cervical cancer. N Engl J Med. 2018;379(20):1895–904.

24. Butner SE, Ghodoussi M. Transforming a surgical robot for human telesurgery. IEEE Trans Robot Autom. 2003;19(5):818–24.

25. Vieyres P , Novales C, Rivas R, Vilcahuaman L, Sandoval Arévalo JS, Clark T, et al. The next challenge for WOrld wide Robotized Tele-Echography eXperiment (WORTEX 2012): from engineering success to healthcare delivery; 2013.

26. Anderson PL, Mahoney AW, Webster RJ 3rd. Continuum reconfigurable parallel robots for surgery: shape sensing and state estimation with uncertainty. IEEE Robot Automat Lett. 2017;2(3):1617–24.

27. Nelson C, Larbi MA, Zeghloul S. Multi-robot system optimization based on redundant serial spherical mechanism for robotic minimally invasive surgery. Robotica. 2018;37:1–12.

28. Hopkins J, Spranklin B, Gupta S. A survey of snake-inspired robot designs. Bioinspir Biomim. 2009;4:021001.

29. Avgousti S, Christoforou EG, Panayides AS, V oskarides S, Novales C, Nouaille L, et al. Medical telerobotic systems: current status and future trends. Biomed Eng Online. 2016;15(1):96.

30. Su H, Ovur SE, Li Z, Hu Y , Li J, Knoll A, et al., editors. Internet of Things (IoT)-based collaborative control of a redundant manipulator for teleoperated minimally invasive surgeries.2020 IEEE international conference on robotics and automation (ICRA); 2020.

31. Ishak MK, Kit NM, editors. Design and implementation of robot assisted surgery based on Internet of Things (IoT). International conference on advanced computing and applications (ACOMP); 2017.

32. Fiedler MJ, Chen SJ, Judkins TN, Oleynikov D, Stergiou N. Virtual reality for robotic laparoscopic surgical training. Stud Health Technol Inform. 2007;125:127–9.

33. Albani JM, Lee DI. Virtual reality-assisted robotic surgery simulation. J Endourol. 2007;21(3):285–7.

34. Bric JD, Lumbard DC, Frelich MJ, Gould JC. Current state of virtual reality simulation in robotic surgery training: a review.

Surg Endosc. 2016;30(6):2169–78.

35. Shim JS, Noh TI, Kim JY, Pyun JH, Cho S, Oh MM, et al. Predictive validation of a robotic virtual reality simulator: the tube 3 module for practicing vesicourethral anastomosis in robotassisted radical prostatectomy. Urology. 2018;122:32–6.

36. V asudevan MK, Isaac JHR, Sadanand V, Muniyandi M. Novel virtual reality based training system for fine motor skills: towards developing a robotic surgery training system. The international journal of medical robotics + computer assisted surgery. MRCAS. 2020;16(6):1–14.

37. Madhavan K, Kolcun JPG, Chieng LO, Wang MY. Augmented-reality integrated robotics in neurosurgery: are we there yet? Neurosurg Focus. 2017;42(5):E3.

38. Qian L, Wu JY, DiMaio SP, Navab N, Kazanzides P. A review of augmented reality in roboticassisted surgery. IEEE Trans Med Robot Bion. 2020;2(1):1–16.

39. Banerjee AK, Ravi V, Murty US, Shanbhag AP, Prasanna VL. Keratin protein property based classification of mammals and non-mammals using machine learning techniques. Comput Biol Med. 2013;43(7):889–99.

40. Bao G, Fang H, Chen L, Wan Y, Xu F, Yang Q, et al Soft robotics: academic insights and perspectives through bibliometric analysis. Soft Robot. 2018;5(3):229–41.

41. Hamet P, Tremblay J. Artificial intelligence in medicine. Metab Clin Exp. 2017;69s:S36–40.

42. Bhaskar S, Bradley S, Sakhamuri S, Moguilner S, Chattu VK, Pandya S, et al. Designing futuristic telemedicine using artificial intelligence and robotics in the COVID-19 era. Front Public Health. 2020;8(708):556789.

43. Loh E. Medicine and the rise of the robots: a qualitative review of recent advances of artificial intelligence in health. BMJ Leader. 2018;2(2):59–63.

44. Emerson RW, Adams C, Nishino T, Hazlett HC, Wolff JJ, Zwaigenbaum L, et al. Functional neuroimaging of high-risk 6-month-old infants predicts a diagnosis of autism at 24 months of age. Sci Transl Med. 2017;9(393).

45. Thondiyath A. Autonomy for robots: design and developmental challenges (keynote address). Proc Technol. 2016;23:4–6.

46. Yip M, Das N. Robot autonomy for surgery. 2017.

47. Dlaka D, Švaco M, Chudy D, Jerbić B, Šekoranja B, Šuligoj F, et al. Brain biopsy performed with the RONNA G3 system: a case study on using a novel robotic navigation device for stereotactic neurosurgery. The international journal of medical robotics + computer assisted surgery. MRCAS. 2018;14(1).

48. Marcus HJ, V akharia VN, Ourselin S, Duncan J, Tisdall M, Aquilina K. Robot-assisted stereotactic brain biopsy: systematic review and bibliometric analysis. Childs Nerv Syst. 2018;34(7):1299–309.

49. Terrier L, Gilard V, Marguet F, Fontanilles M, Derrey S. Stereotactic brain biopsy: evaluation of robot-assisted procedure in 60 patients. Acta Neurochir. 2019;161(3):545–52.

50. Minxin Y, Li W, Chan T, Chiu P, Li Z. A semi-autonomous stereotactic brain biopsy robot with enhanced safety. IEEE Robot Automat Lett. 2020;5:1.

51. Minchev G, Kronreif G, Ptacek W, Dorfer C, Micko A, Maschke S, et al. A novel robot-guided minimally invasive technique for brain tumor biopsies. J Neurosurg. 2019;18:1–9.

52. Dawes W, Marcus HJ, Tisdall M, Aquilina K. Robot-assisted stereotactic brainstem biopsy in children: prospective cohort study. J Robot Surg. 2019;13(4):575–9.

53. Minchev G, Kronreif G, Ptacek W, Kettenbach J, Micko A, Wurzer A, et al. Frameless stereotactic brain biopsies: comparison of minimally invasive robot-guided and manual arm-based technique. Operat Neurosurg (Hagerstown, Md). 2020;19:292–301.

54. Overley SC, Cho SK, Mehta AI, Arnold PM. Navigation and robotics in spinal surgery: where are we now? Neurosurgery. 2017;80(3s):S86–s99.

55. Joseph JR, Smith BW, Liu X, Park P. Current applications of robotics in spine surgery: a systematic review of the literature. Neurosurg Focus. 2017;42(5):E2.

56. Ahmed AK, Zygourakis CC, Kalb S, Zhu AM, Molina CA, Jiang B, et al. First spine surgery utilizing real-time image-guided robotic assistance. Comput Assist Surg (Abingdon, Engl). 2019;24(1):13–7.

57. Spyrantis A, Cattani A, Strzelczyk A, Rosenow F, Seifert V, Freiman TM. Robot-guided stereoelectroencephalography without a computed tomography scan for referencing: analysis of accuracy. The international journal of medical robotics + computer assisted surgery. MRCAS. 2018;14(2).

58. Figueroa F, Wakelin E, Twiggs J, Fritsch B. Comparison between navigated reported position and postoperative computed tomography to evaluate accuracy in a robotic navigation system in total knee arthroplasty. Knee. 2019;26(4):869–75.

59. Chenin L, Capel C, Fichten A, Peltier J, Lefranc M. Evaluation of screw placement accuracy in circumferential lumbar arthrodesis using robotic assistance and intraoperative flat-panel computed tomography. World Neurosurg. 2017;105:86–94.

60. Groenhuis V, V eltman J, Siepel F, Stramigioli S. Stormram 3: a magnetic-resonance-imaging- compatible robotic system for

breast biopsy. IEEE Robot Automat Magaz. 2017;24(2):34–41.

61. Hong Kai Y, Kamaldin N, Jeong Hoon L, Nasrallah FA, Goh JCH, Chen-Hua Y. A magnetic resonance compatible soft wearable robotic glove for hand rehabilitation and brain imaging. IEEE Trans Neural Syst Rehabil Eng. 2017;25(6):782–93.

62. Gonzalez-Martinez J, V adera S, Mullin J, Enatsu R, Alexopoulos A V , Patwardhan R, et al.Robot-assisted stereotactic laser ablation in medically intractable epilepsy: operative technique. Neurosurgery. 2014;10(Suppl 2):167–72. discussion 72–3.

63. Chan A Y , Tran DK, Gill AS, Hsu FP , V adera S. Stereotactic robot-assisted MRI-guided laser thermal ablation of radiation necrosis in the posterior cranial fossa: technical note. Neurosurg Focus. 2016;41(4):E5.

64. Kim AH, Tatter S, Rao G, Prabhu S, Chen C, Fecci P, et al. Laser ablation of abnormal neurological tissue using robotic NeuroBlate system (LAANTERN): 12-month outcomes and quality of life after brain tumor ablation. Neurosurgery. 2020;87(3):E338–e46.

65. Essomba T, Hsu Y, Sandoval Arévalo JS, Laribi MA, Zeghloul S. Kinematic optimization of a reconfigurable spherical parallel mechanism for robotic assisted craniotomy. J Mech Robot. 2019;11:1.

66. Zhan Y , Duan X, Cui T, Han D, editors. Craniotomy robot system based on human-machine parallel collaboration. In: 2016 IEEE international conference on mechatronics and automation; 2016.

67. Lwu S, Sutherland G. The development of robotics for interventional MRI. Neurosurg Clin Am. 2009;20:193–206.

68. Louw DF, Fielding T, McBeth PB, Gregoris D, Newhook P, Sutherland GR. Surgical robotics: a review and neurosurgical prototype development. Neurosurgery. 2004;54(3):525–36. discussion 36–7.

69. Haidegger T, Xia T, Kazanzides P, editors. Accuracy improvement of a neurosurgical robot system 2008. In: 2nd IEEE RAS & EMBS international conference on biomedical robotics and biomechatronics; 2008.

70. Menaker SA, Shah SS, Snelling BM, Sur S, Starke RM, Peterson EC. Current applications and future perspectives of robotics in cerebrovascular and endovascular neurosurgery. J Neurointervent Surg. 2018;10(1):78–82.

71. Trévillot V, Garrel R, Dombre E, Poignet P , Sobral R, Crampette L. Robotic endoscopic sinus and skull base surgery: review of the literature and future prospects. Eur Ann Otorhinolaryngol Head Neck Dis. 2013;130(4):201–7.

72. Chumnanvej S, Chalongwongse S, Pillai BM, Suthakorn J. Pathway and workspace study of Endonasal Endoscopic Transsphenoidal (EET) approach in 80 cadavers. Int J Surg Open. 2019;16:22–8.

73. Chumnanvej S, Madhavan Pillai B, Suthakorn J. Surgical robotic technology for developing an endonasal endoscopic transsphenoidal surgery (EETS) robotic system. The Open Neurol J. 2019;13:96–106.

74. Chumnanvej S, Pattamarakha D, Sudsang T, Suthakorn J. Anatomical workspace study of endonasal endoscopic transsphenoidal approach. Open Med (Wars). 2019;14:537–44.

75. Chumnanvej S, Pillai BM, Chalongwongse S, Suthakorn J. Endonasal endoscopic transsphenoidal approach robot prototype: a cadaveric trial. Asian J Surg. 2020;44(1):345–51.

76. Al-Jabir A, Kerwan A, Nicola M, Alsafi Z, Khan M, Sohrabi C, et al. Impact of the coronavirus (COVID-19) pandemic on surgical practice - part 1. Int J Surg. 2020;79:168–79.

77. Society of British Neurological Surgeons. 2020. Available from: https://www.sbns.org.uk/ index.php/download_file/ view/1642/416/.

78. British Neuro-Oncology Society. COVID-19 treatment pathways and guidance 2020. Available from: https://www.bnos.org.uk/ clinical-practice/treatment-pathways-and-guidance/.